Dr. Olaf Bausemer

Mut zum Leben mit Krebs

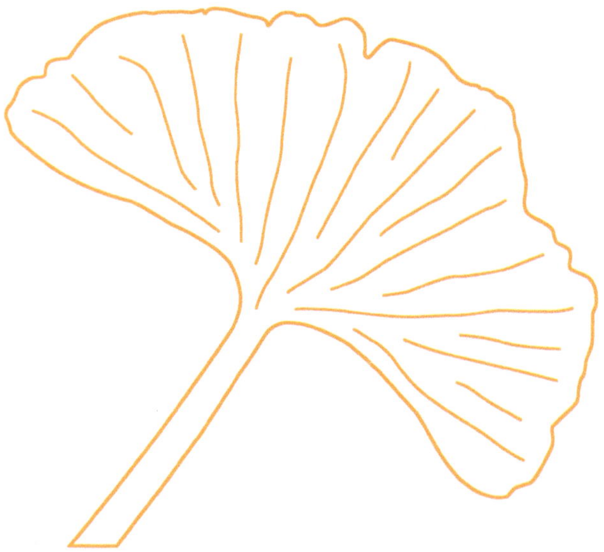

Dr. Olaf Bausemer

Mut zum Leben mit Krebs

Ihr persönlicher Weg zu einer erfolgreichen Therapie

Edition Forsbach

Hinweis
Die Informationen und Ratschläge in diesem Buch haben sich in der Praxis vielfältig bewährt. Sie bieten jedoch keinen Ersatz für eine möglicherweise erforderliche medizinische oder psychotherapeutische Behandlung. Alle Angaben in diesem Buch erfolgen daher ohne jegliche Garantie oder Gewährleistung seitens des Autors und des Verlages. Eine Haftung des Autors bzw. des Verlages ist ausgeschlossen.

Bibliografische Information der Deutschen Nationalbibliothek
Die Deutsche Nationalbibliothek verzeichnet diese Publikation in der Deutschen Nationalbibliografie; detaillierte bibliografische Daten sind im Internet über http://dnb.dnb.de abrufbar.

Edition Forsbach
Der Verlag für Bücher mit Herz

www.edition-forsbach.de
ISBN 978-3-95904-054-9

Dieses Buch ist auch als E-Book erhältlich:
ISBN 978-3-95904-055-6

Druck: CPI books GmbH Leck
Printed in Germany

Meine zehn Gebote des Therapierens

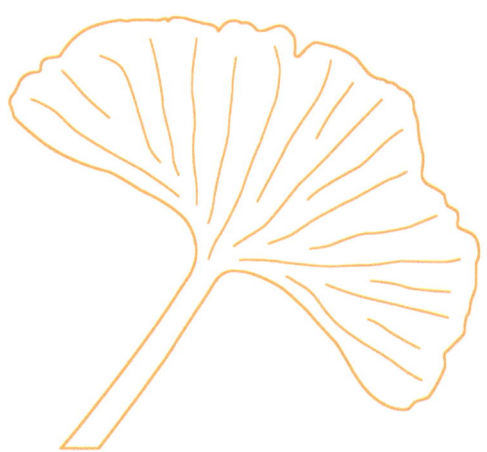

1. Jeder Mensch braucht eine ganz persönliche Therapie

2. Meine Behandlungen stehen auf festem wissenschaftlichem Boden

3. Strebe die Zusammenarbeit mit der klassischen Medizin an

4. Stärke die Selbstheilungskräfte in deinen Patienten

5. Sei der beste Freund und Berater deiner Patienten

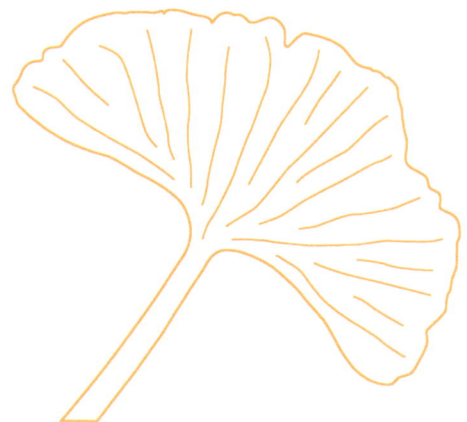

6. Nur ein gesunder Geist kann einen Körper ganz gesund werden lassen

7. Umgib dich mit Menschen, die deine Begeisterung für das Heilen teilen

8. Tue alles, um zu nützen und niemals zu schaden

9. Hilf allen Patienten, die den Lebensmut verloren haben

10 . Betrachte einen Tumorpatienten nie als hoffnungslos

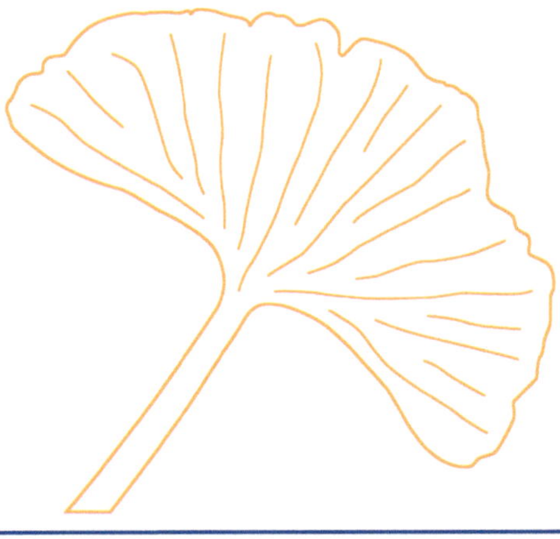

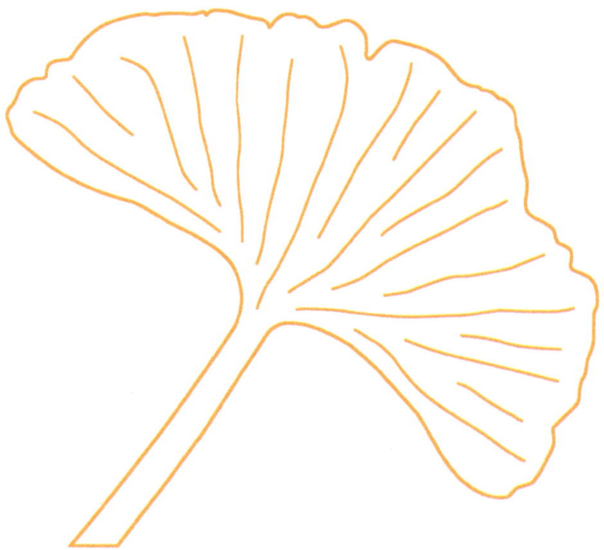

Inhalt

Vorwort

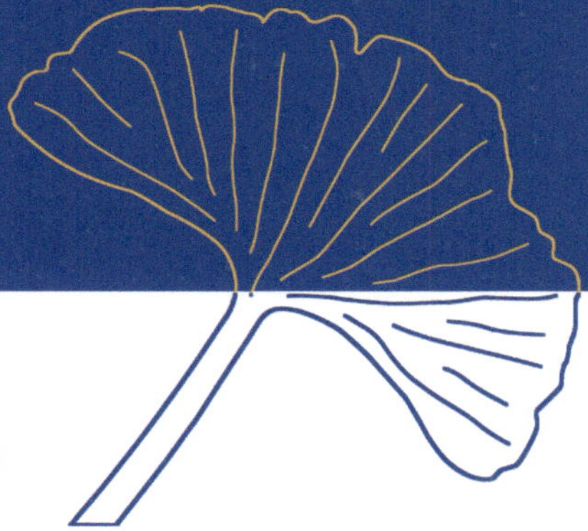

Weshalb nur die Kombination von herkömmlicher Krebstherapie und wirksamen biologischen Verfahren den Erfolg in der Krebsbehandlung der Zukunft darstellt. Und warum auch nur die ganzheitliche Behandlung der Patienten wirklichen Erfolg versprechen kann.

Vorwort

Weshalb nur die Kombination von herkömmlicher Krebstherapie und wirksamen biologischen Verfahren den Erfolg in der Krebsbehandlung der Zukunft darstellt. Und warum auch nur die ganzheitliche Behandlung der Patienten wirklichen Erfolg versprechen kann.

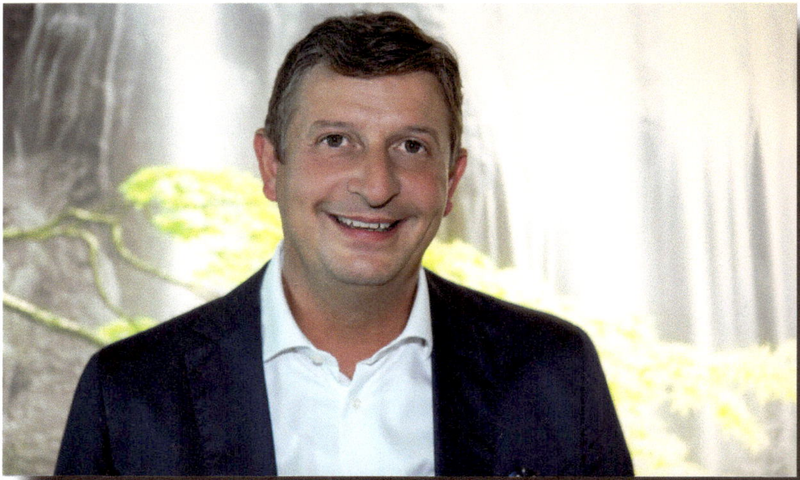

Liebe Leser,

als Mensch, der jeden Tag mit vielen Kranken zu tun hat und dabei auch sieht, wie eine Krankheit das Leben beeinflussen und komplett verändern kann, muss ich sagen: Ja, Gesundheit ist *mit* das Wichtigste im Leben. Das Wörtchen *mit* sage ich ganz bewusst. Und zwar deshalb, weil ich immer wieder erfahren habe, dass ein Mensch trotz schwerer Erkrankung zufrieden und glücklich sein kann. Es liegt in der Natur der Sache, dass eine Krankheit wie Krebs enorme Auswirkungen auf unser Lebensgefühl und unser ganzes Umfeld hat. Aber es zeigt sich, dass Gesundheit zwar von sehr hohem Wert, dass sie aber letztlich nicht das höchste aller Güter ist.

Nicht die Abwesenheit von Gesundheit macht gleich ein Unglück aus. Es kann vielmehr genau umgekehrt sein. Ich nehme mir da ein Beispiel an dem Philosophen und Dichter Voltaire, der einmal gesagt hat: „Da es sehr förderlich für die Gesundheit ist, habe ich beschlossen, glücklich zu sein." Ein wirklich großes Zitat. Und in meiner täglichen Arbeit mit krebskranken Menschen versuche ich, diesen klarzumachen, dass es mehr gibt, als immer nur passiv auf Besserung zu hoffen.

Glücklich sein heißt:
Erfolgreich mit dem Leben fertig werden.
Auch mit einer Krankheit.

Die Krankheit kann sogar eine Chance sein und ein Fingerzeig, das Leben, das einem verbleibt, neu zu ordnen.

Man muss die Zeit, die man hier hat, einfach genießen. Das lerne ich immer wieder. Und dafür bin ich unendlich dankbar. Das wissen auch die meisten unserer Patienten. Sie wissen allerdings auch, dass wir in der ergänzenden Krebstherapie eine ganze Menge mehr tun als nur die Seele und das Selbstgefühl unserer Patienten zu stärken. Sie wissen zum Beispiel, dass ich ein erklärter Freund und Befürworter der herkömmlichen Krebsmedizin, also der sogenannten Schulmedizin, bin. Sie wissen aber auch, dass es Dutzende von Möglichkeiten gibt, die üblichen Methoden wie Operation, Bestrahlung, Chemotherapie und Hormonbehandlung mit Methoden der Naturheilmedizin zu unterstützen und zu verstärken.

Daher kommt auch der Begriff „Komplementäre Onkologie" – das bedeutet „ergänzende oder unterstützende Krebsbehandlung". Die naturheilkundlichen Methoden unterstützen und verstärken nicht nur, sie helfen auch dabei, die vielfach schlimmen Nebenwirkungen der schulmedizinischen Behandlungen zu mildern und in Grenzen zu halten. Das dient meist auch dem erhofften Behandlungserfolg. Denn ein Patient, der seine Therapie nicht wegen unerträglicher Nebenwirkungen abbrechen muss, hat erheblich größere Chancen auf Heilung seiner Krankheit.

Das ist das Thema meines Buches. Seit mehr als 25 Jahren praktiziere ich nun als Heilpraktiker und als Onkologie Coach für Tumorpatienten. In den folgenden Kapiteln werde ich schildern, welche Verfahren und Methoden ich dabei als besonders hilfreich und wirksam erfahren habe.

Damit möchte ich Betroffene und ihre Angehörigen informieren, welche Verfahren ihnen zugutekommen können. Auch möchte ich interessierten Lesern die Möglichkeiten und denkbaren Erfolge einer kombinierten Methode von Schulmedizin und wissenschaftlich erprobten Naturheilverfahren näher bringen. Und schließlich könnte es auch helfen, den Kollegen der Schulmedizin, die noch immer überwiegend kenntnislos bis verächtlich den Methoden der ergänzenden Verfahren gegenüberstehen, die Augen zu öffnen.

Die Erfahrung lehrt, dass ein onkologisch tätiger Arzt oft nur über wenige Kenntnisse der naturheilkundlich-biologischen Heilweisen verfügt. Nicht selten finden wir in der schulmedizinisch ausgerichteten Onkologie den beherrschenden Gedanken vor, dass allein die rationale und begründbare Schulmedizin Krankheiten ergründen und heilen kann. Dennoch sind die Therapieergebnisse vor allem bei fortgeschrittenen Tumoren immer noch unbefriedigend. Dabei zahlt die Solidargemeinschaft der gesetzlich versicherten Patienten hohe Beiträge für eine letztlich geringe medizinische Grundversorgung.

Da sprechen auch einige Zahlen für sich. Eine Expertengruppe der Weltgesundheitsorganisation (WHO) hat die Todesfälle durch Krebs im Jahr 2012 auf weltweit 8,2 Millionen geschätzt. Bis 2034 wird diese Zahl ihrer Schätzung nach auf 13 Millionen Sterbefälle durch Krebs ansteigen. An erster Stelle steht Lungenkrebs, gefolgt von Brust- und Magenkrebs. Aber wo bleibt da der medizinische Fortschritt, der sich zumindest bei uns alljährlich nur in einer neuen Explosion der Gesundheitskosten darstellen lässt?

Ein solcher Fortschritt ist derzeit nur durch einen Schulterschluss zwischen Schulmedizin und Naturheilverfahren denkbar. Da müssen sich die bestehenden Krebszentren eben mehr als bisher für solche

Verfahren öffnen. Gute Anfänge sind bereits gemacht. Zum Beispiel in Essen und in Berlin. Die Regierung von Südtirol hat ein eigenes Projekt ins Leben gerufen, wonach sich Tumorpatienten in der Meraner Klinik auf Landeskosten mit naturheilkundlich-biologischen Therapien versorgen lassen können.

Die USA sind in dieser Hinsicht die absoluten Vorreiter. Seit den 1990er Jahren ist dort die integrative Onkologie als wichtige Ergänzung der herkömmlichen Krebsbehandlung anerkannt. Alle renommierten Krebszentren haben inzwischen Abteilungen für komplementäre Verfahren.

Es ist kein Geheimnis, dass sich weltweit Betroffene mit Krebs verstärkt der Komplementärmedizin zuwenden. Etwa jeder zweite Tumorpatient hat sich bereits einem solchen Verfahren unterzogen. Nach Angaben der deutschen Krebshilfe sind es in Deutschland sogar 70 Prozent. Denn solange ein Funke Hoffnung besteht, kann niemand einem Tumorpatienten ausreden oder gar verbieten, sich selbst aktiv an der Heilung seiner Krankheit zu beteiligen.

Allerdings sind auf dem Feld der „alternativen Krebsmedizin" auch Anbieter tätig, deren Methoden einer wissenschaftlichen Überprüfung in keinster Weise standhalten. Insofern soll dieses Buch auch ein Wegweiser für Patienten sein, damit sie nicht die falschen Wege einschlagen, sondern ihren ganz persönlichen Weg mit den richtigen und hilfreichen Behandlungsmethoden finden können.

Dr. phil. Olaf Bausemer

1

Zeit zu leben

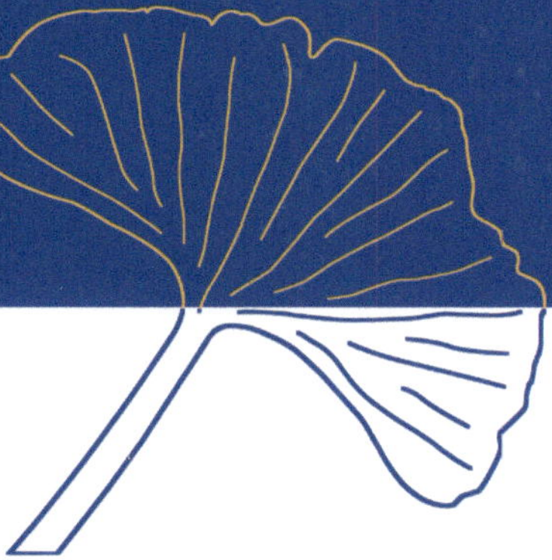

Warum meine Patienten wieder lachen lernen sollen. Welche Aufgaben ein Tumortherapieberater hat. Und warum sich die klassische Schulmedizin beim Kampf gegen Krebs in eine extrem teure Sackgasse verrannt hat.

Zeit zu leben

Warum meine Patienten wieder lachen lernen sollen. Welche Aufgaben ein Tumortherapieberater hat. Und warum sich die klassische Schulmedizin beim Kampf gegen Krebs in eine extrem teure Sackgasse verrannt hat.

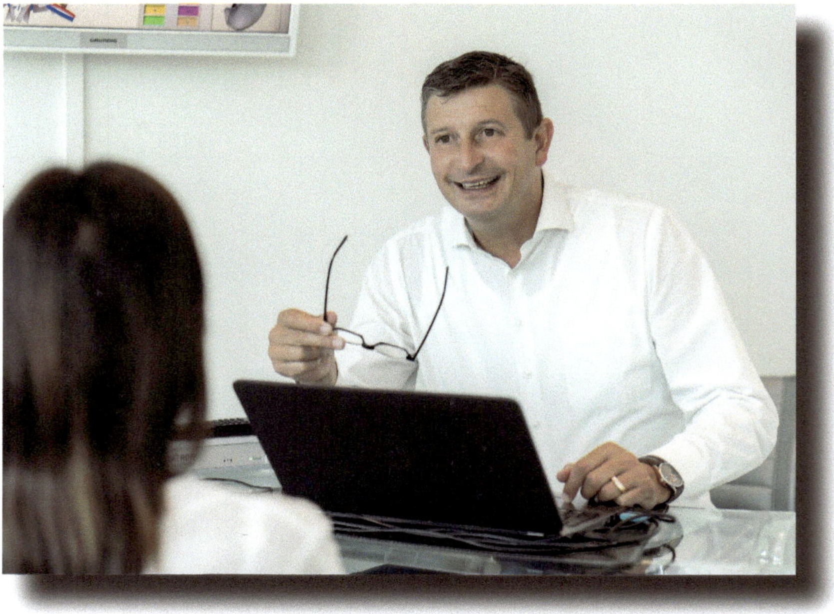

In unseren Therapieräumen wird viel gelacht. Nein, das ist durchaus kein Galgenhumor, sondern vielmehr ein Zeichen echter Zuversicht. Denn unsere Patienten wissen, dass sie bessere Chancen haben als andere, die ausschließlich in den üblichen Krebszentren betreut werden.

Mir fällt da immer wieder ein Spruch des bekannten deutschen Philosophen Immanuel Kant ein:
„Der Himmel hat den Menschen als Gegengewicht zu den vielen Mühseligkeiten des Lebens drei Dinge gegeben: die Hoffnung, den Schlaf und das Lachen."

Es sind unter anderem diese drei Dinge, die wir unseren Patienten neu vermitteln wollen. Denn uns ist eines klar: Menschen, die an einer Form von Krebs leiden, sollten die Jahre, die ihnen bleiben, mit größtmöglicher Lebensfreude genießen dürfen – auch wenn ihnen manche schlimmen Behandlungsprozeduren nicht erspart werden können.

> ***Es kommt nicht darauf an, dem Leben mehr Jahre zu geben, sondern den Jahren mehr Leben.***

Im Sinne dieser berühmten Lebensweisheit habe ich unsere Therapieeinrichtungen geplant und aufgebaut. Und so bin ich zum Tumortherapieberater geworden, der jedem Patienten ein individuelles Behandlungskonzept für seinen Weg zu einem möglichst langen, beschwerdefreien und erfüllten Leben an die Hand gibt. Ich arbeite unabhängig, jedoch in enger Zusammenarbeit mit den Einrichtungen der sogenannten Schulmedizin, also den Krebszentren und Krebsabteilungen der großen Krankenhäuser und Kliniken.

Die Frage, weshalb es eines Tumortherapieberaters bedarf, ist gar nicht schwer zu beantworten. Denn längst hat sich gezeigt, dass der Krieg der Medizin gegen den Krebs mit den derzeitigen Mitteln der Schulmedizin wohl nicht zu gewinnen ist. Und zwar auch dann nicht, wenn die Kosten ins Unermessliche steigen.

Das bestätigt unter anderem einer, der zweifellos von Haus aus auf der Seite der Schulmedizin steht: Der Gesundheitspolitiker und Mediziner Prof. Karl Lauterbach schreibt in seinem Buch „Die Krebs-Industrie“: „Wir haben über Krebs in den letzten zehn Jahren mehr gelernt als in der ganzen Menschheitsgeschichte zuvor. [...] An Krebs forschen mehr Spitzenwissenschaftler aller Disziplinen als an jeder anderen Krankheit. [...] Leider haben diese Erkenntnisse auch gezeigt, dass Krebs viel schwerer zu heilen ist, als man erwartet hat, zumindest in den fortgeschrittenen Stadien. [...] Heute kennen wir die wichtigsten Mechanismen in der Krebsentwicklung sehr genau. Es hat sich tatsächlich bewahrheitet, dass Krebs nach zwar sehr komplexen, aber durchaus logischen Gesetzen funktioniert, und diese verstehen Mediziner immer besser. Aber genau deshalb weiß man auch, wie schwer die Heilung ist."

Tatsache ist, dass einige Krebsarten zwar inzwischen sehr gut behandelt und sogar geheilt werden können. Aber es sind durchaus nicht die am häufigsten auftretenden Krankheiten. Es sind Lippenkrebs, Hautkrebs (malignes Melanom) und Hodenkrebs. Da betragen die Heilungschancen immerhin 75 bis 90 Prozent. Weniger als 10 Prozent Heilungschancen haben dagegen Lungenkrebs, Bauchspeicheldrüsenkrebs und Speiseröhrenkrebs. Und Lungenkrebs stellt nach wie vor die häufigste Todesursache durch Krebs dar. Bei den Männern ist der Lungenkrebs auf dem besten Weg, die Nummer eins der Todesursachen zu werden, die bisher noch von den Herz-Kreislauf-Erkrankungen eingenommen wird. Bei den Frauen ist durch die ständige Zunahme der Zahl der Raucherinnen die Zahl der Krebserkrankungen dramatisch im Steigen begriffen. Wurden bei den Frauen 2015 noch 19.374 Neuerkrankungen durch Lungenkrebs gezählt, so wird bis zum Jahr 2030 die Zahl bereits bei über 30.000 liegen.

Insgesamt sieht es also nicht so besonders rosig aus. Nach der Statistik des Robert-Koch-Institutes (RKI) starben im Jahr 2001 rund 210.000 Menschen in Deutschland an den Folgen von Krebs. Das ist mehr als jeder fünfte der insgesamt 925.200 Sterbefälle. Und das Verhältnis wird immer dramatischer. Denn die Zahl der jährlichen Krebs-Neuerkrankungen hat sich in Deutschland zwischen 1970 und 2013 auf 482.500 fast verdoppelt.

Aber es geht offenbar rasant weiter. Laut Prof. Lauterbach müssen wir bis zum Jahr 2030 weltweit mit 60 Prozent mehr neuen Krebsfällen rechnen. „Die Zahl der Erkrankten wird sogar noch stärker steigen", prophezeit Lauterbach, „denn hinzu kommt die wachsende Zahl der Überlebenden, die noch vor Jahren an der Krankheit gestorben wären." Das heißt: Immer mehr Patienten leben länger, müssen aber trotzdem teuer behandelt werden. Laut Angaben der Deutschen Krebshilfe haben wir bis 2050 bereits mit jährlich 600.000 Neuerkrankungen zu rechnen.

Hinzu kommt noch, dass die Neuerungen auf dem Sektor der Chemotherapie bei allen Kostensteigerungen vielfach nur recht zweifelhaften Nutzen bringen. Schon vor mehr als zehn Jahren berichtete das Nachrichtenmagazin „Der Spiegel“ über die Überlebensquoten von Patienten mit Brust-, Prostata-, Lungen- und Darmkrebs. Der Epidemiologe Dieter Hölzel vom Klinikum Großhadern der Ludwig-Maximilian-Universität München hatte seinerzeit mit den Krebsspezialisten seiner Klinik gemeinsam Tausende von Krankengeschichten von Tumorpatienten auf die Überlebensraten nach der Chemotherapie hin überprüft. Während in der Öffentlichkeit die Behauptung kursiert, es ließen sich durch Chemotherapie „beträchtliche Lebensverlängerungen“ erzielen, kamen die Münchner Mediziner zu einem etwas anderen Schluss.

„Was das Überleben bei metastasierten Karzinomen in Darm, Brust, Lunge und Prostata angeht, hat es in den vergangenen 25 Jahren keinen Fortschritt gegeben“, resümierte Hölzel. Überlebten Brustkrebspatientinnen in den Jahren zwischen 1978 und 1986 nach der Chemo noch 24 Monate, betrug in den Jahren zwischen 1987 und 2002 die Überlebensrate sogar nur noch zwischen 22 und 23 Monate. Ähnlich bestürzend sah es bei den übrigen Krebsarten aus.

Hinzu kommt auch noch, dass der Effekt einer Chemotherapie im Endstadium der Krebserkrankung, die eigentlich den Patienten von Schmerzen und Ängsten befreien soll, sich eher ins Gegenteil verkehrt. Da beklagt sich beispielsweise der in Berlin tätige wissenschaftliche Leiter der „Europäischen Akademie für Naturheilverfahren und Umweltmedizin“, Dr. Andreas-Hans Wasylewski:

„Es wird geschätzt, dass fast jeder zweite Krebspatient mit Metastasen innerhalb der letzten vier Lebenswochen eine Chemotherapie erhält. Das Ergebnis: die Patienten, die eine palliative (Anm.: lindernde) Chemotherapie erhalten, leben nicht länger als Patienten ohne diese Behandlung. Dies ist das Ergebnis einer Studie aus den USA, die Daten von 386 Patienten auswertete […]. Schließlich starben wesentlich mehr Patienten mit Chemotherapie während des Aufenthaltes auf einer Intensivstation […] und weniger zu Hause […]. Insgesamt ging es den behandelten Patienten laut dieser Studie am Ende ihres Lebens deutlich schlechter als den Patienten ohne Chemotherapie. [...] Außerdem erhöhte die Chemotherapie die Wahrscheinlichkeit, dass die Patienten auf der Intensivstation und nicht in der von ihnen bevorzugten familiären Umgebung sterben. [...] Dass eine Chemotherapie am Ende des Lebens eher schaden als nutzen kann, sollte uns Ärzte nachdenklich machen."

Mich persönlich hat das darüber hinaus auch noch unendlich traurig gemacht. Denn was wäre wichtiger, als den Patienten gerade in den schwersten Tagen und Stunden mit menschlicher Wärme und Verständnis zu begleiten? Für umso wichtiger halte ich es demzufolge, dass wir angesichts der schwachen Erfolge schulmedizinischer Therapien und in Erwartung der bedrohlich wachsenden Menge von Patienten allen diesen Menschen ein wichtiges Stück mehr lebenswertes Leben verschaffen – genau das, was ihnen die Schulmedizin nicht geben kann. Im Gegenteil: Die meisten der Tumorpatienten fühlen sich in jenen Kliniken zwar medizinisch gut betreut, dabei aber menschlich hoffnungslos alleingelassen mit ihrer Krankheit. Alleingelassen auch mit ihrer durch Chemotherapie und Bestrahlung drastisch eingeschränkten Lebensqualität. Alleingelassen schließlich auch mit ihrem Kummer und ihrer Hoffnungslosigkeit.

Genau hier setzt der Tumortherapieberater an. Er gibt Empfehlungen, welcher schulmedizinischen Behandlung sich der Patient unterziehen sollte. Der Berater unterstützt diese Therapieschritte durch flankierende Behandlungen, die die Heilungschancen entscheidend verbessern können. Er sorgt dafür, dass die Nebenwirkungen der Therapie so gering wie nur möglich bleiben. Er hält die erforderlichen Nähr- und Wirkstoffe zur Stärkung des Organismus bereit. Er weiß, wie positiv sich Bewegung auf den Verlauf der Krankheit auswirkt, und gibt dementsprechend individuell angepasste Anregungen für körperliche Aktivitäten.

Und schließlich bringt er das auf, was die Schulmedizin aus Personalknappheit und Überforderung nicht geben kann: Zeit für den Menschen. Denn die Wünsche, Bedürfnisse und Wertvorstellungen des Patienten als Mensch sind entscheidend für die ganze weitere Behandlung.

Unser Ziel ist nicht eine alternative Behandlung mit vielleicht fragwürdigen Methoden anstelle der klinischen Therapien – sondern vielmehr die komplementäre, also eine ergänzende Behandlung. Wir versuchen aus beiden medizinischen Lagern, also der Schulmedizin und der Komplementärmedizin, das Beste zusammenzuführen – von Chirurgie, Chemotherapie und Bestrahlung über Hyperthermie bis zur Immunstimulation.

Ist es denn so unerklärlich, dass sich heute an die 80 Prozent aller durch Internet und elektronische Medien gut informierten Tumorpatienten eine ergänzende Therapie wünschen? Das sollte auch erklären, weshalb der stellvertretende Vorstandsvorsitzende der Barmer Krankenkasse, Dr. Rolf-Ulrich Schlenker, in seinem Vorwort zu einem Buch über komplementäre Krebsbehandlung schreibt:

„Neue schulmedizinische Behandlungsmethoden […] ermöglichen heute in vielen Fällen gute Heilungschancen. Wenn dies nicht möglich ist, muss die Behandlung darauf abzielen, die Leiden zu lindern und eine möglichst lange Lebenszeit mit guter Lebensqualität sicherzustellen. Hierbei können bestimmte naturheilkundliche Substanzen, die in der Lage sind, die Selbstheilungskräfte des Körpers zu mobilisieren, helfen und somit die Schulmedizin sinnvoll ergänzen.

Die BARMER GEK setzt sich aktiv dafür ein, das vorhandene medizinische Wissen gezielt zu nutzen und sinnvollen Innovationen den Weg zu bahnen. […] Zudem lassen sich viele Krankheitsverläufe mit gezielter Prävention positiv beeinflussen. Für die meisten Tumorarten gilt, dass sich eine gesunde Lebensweise mit ausreichender Bewegung und ausgewogener Ernährung günstig auf den Krankheitsverlauf auswirkt. Dieses Potenzial gilt es zu nutzen."

Der Mann spricht mir aus dem Herzen. Wir ziehen jedenfalls alle Register, um die Kraft solcher Behandlungsmethoden zum Wohl der Patienten einzusetzen. Und dabei vergessen wir nie, dass wir es mit Menschen zu tun haben und nicht mit namenlosen Krebsfällen, die wie Karteikarten behandelt werden. Ich habe es wiederholt erlebt, dass unsere Mitarbeiterinnen im Therapiegespräch aufgestanden sind und ihre durch die Krebsdiagnose verzweifelte Patientin trostreich in den Arm genommen haben. Auch das verstehen wir zum Beispiel darunter, den Menschen im Mittelpunkt unserer Behandlung zu sehen.

Kein Wunder, dass unsere Patienten die *Methode Bausemer* mögen. Manche nennen mich liebevoll „Bausi". Das macht mich sogar ein wenig verlegen. Aber zugleich auch stolz, weil ich dadurch merke, dass sie sich bei uns gut aufgehoben fühlen. Das jedenfalls lässt sie aufatmen. Das gibt ihnen Hoffnung. Deshalb lachen sie auch, wenn sie zu uns kommen. Der Schock der Donnerschlag-Diagnose Krebs wird bei uns in Heiterkeit und Zuversicht aufgelöst.

Wie sagte noch der englische Dichter Jonathan Swift, der mit „Gullivers Reisen" Weltruhm erlangte:

„Die besten Ärzte der Welt sind Dr. Diät, Dr. Ruhe und Dr. Fröhlich."

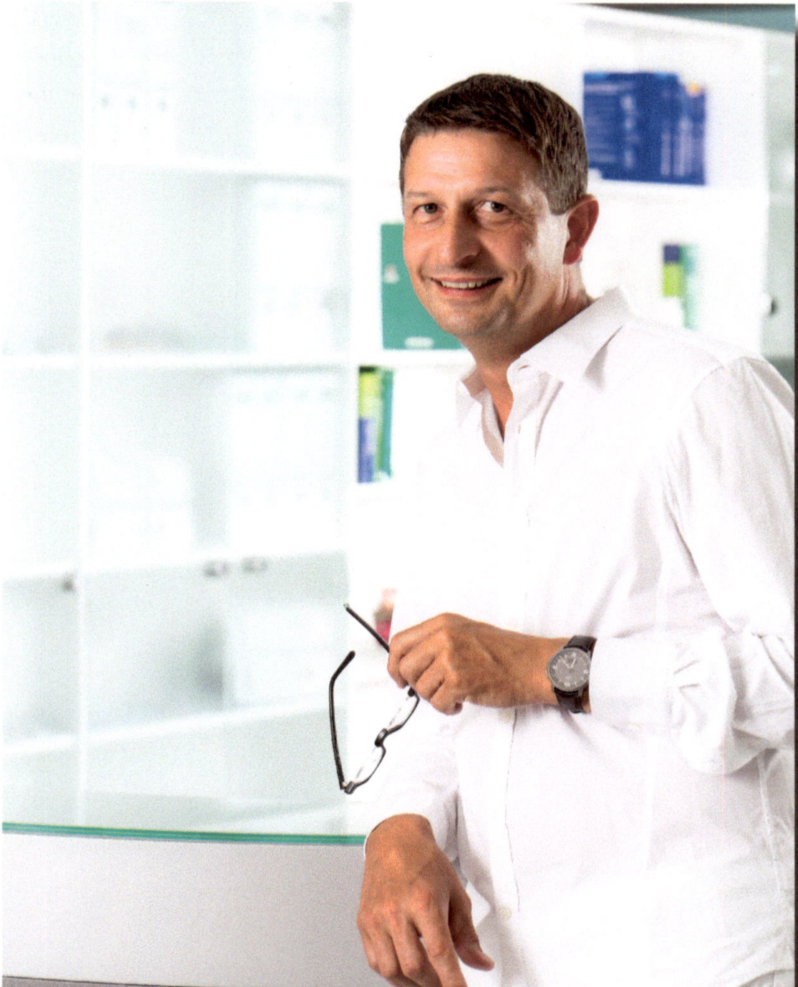

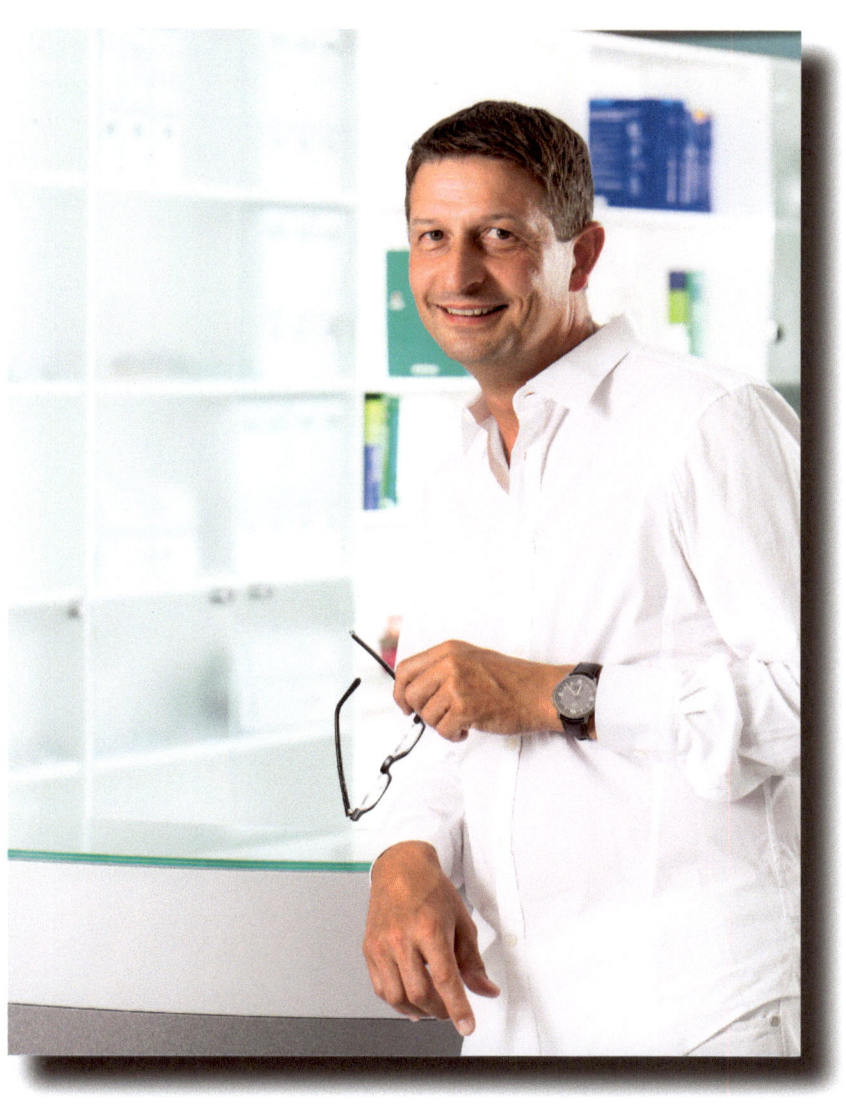

2

Krebs ist nicht gleich Krebs

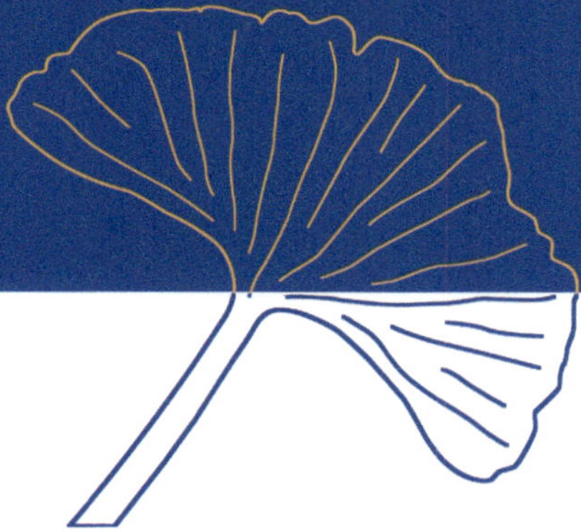

Wie ich wurde, was ich bin.

Weshalb ein Tennisprofi

sich den Heilpraktikern anschloss. Warum wir immer eng

mit der Schulmedizin zusammenarbeiten. Und was unsere

gemeinsamen Behandlungsweisen der herkömmlichen Therapie

von Krebs voraushaben.

Krebs ist nicht gleich Krebs

Wie ich wurde, was ich bin. Weshalb ein Tennisprofi sich den Heilpraktikern anschloss. Warum wir immer eng mit der Schulmedizin zusammenarbeiten. Und was unsere gemeinsamen Behandlungsweisen der herkömmlichen Therapie von Krebs voraushaben.

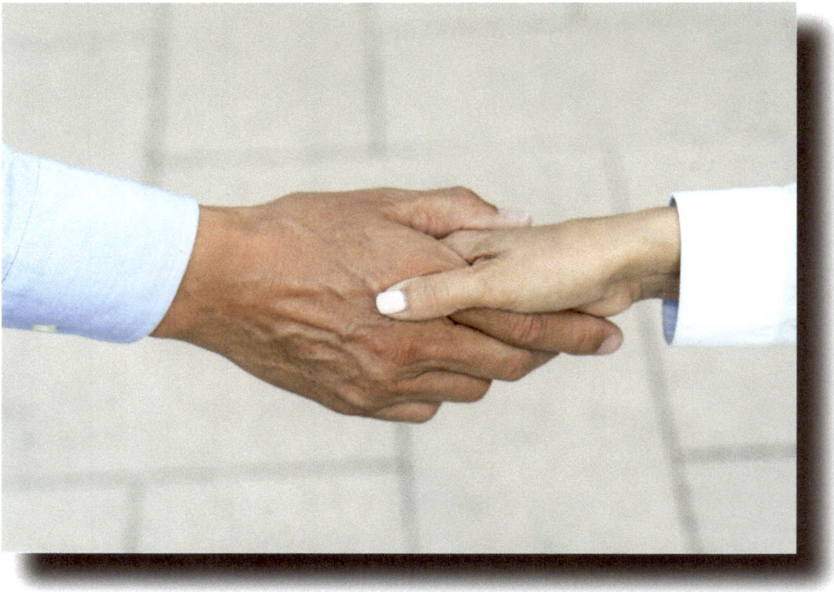

Sie werden sich bestimmt fragen: Wie kommt ein Sportwissenschaftler und Doktor der Philosophie dazu, sich auf die Behandlung von Krebs zu spezialisieren? Ich will es Ihnen sagen: Das hat mit einer ganzen Reihe von Menschen zu tun, die mich während meiner frühen Jahre beeindruckt und beeinflusst haben.

Ich stamme aus Unna in der Nähe von Dortmund und habe in meiner Jugend sehr viel Leistungssport betrieben, vor allem Tennis. Damals wurde ich unter anderem von dem Heilpraktiker Dr. Paul Jankiewicz medizinisch betreut, der sich auch auf Chiropraktik, Akupunktur, und Neuraltherapie versteht.

In Sportlerkreisen hatte dieser Mann einen Ruf wie Donnerhall. Das merkte man unter anderem daran, dass an jedem Montag sein Wartezimmer voll war von Fußballern der Mannschaft Borussia Dortmund. Dr. Jankiewicz war ein Mann, der sich nie, wie viele andere Heilpraktiker, brüsk abgrenzte von der klassischen Schulmedizin, sondern stets eng mit den entsprechenden Fachärzten zusammenarbeitete – falls das die vorliegende Erkrankung nahelegte.

Ich denke, dass mich vor allem die Begegnung mit dieser Persönlichkeit nach Abschluss meiner Studien dazu veranlasst hat, eine dreijährige Ausbildung zum Heilpraktiker zu machen. Natürlich wollte ich meinen Eltern nach den Studien der Sportwissenschaft und der Philosophie in Bochum und München nicht noch ein Medizinstudium zumuten. Jedenfalls hat Dr. Jankiewicz etwas geschafft, was im Leistungssport sonst gar nicht so selbstverständlich ist: Als ich später die sportliche Laufbahn verließ, um mich der Medizin zuzuwenden, musste ich nicht über dauerhafte körperliche Schäden klagen.

Daran hat übrigens auch noch ein anderer namhafter Mann gebührenden Anteil: Der in der Zeit vor Boris Becker bedeutendste deutsche Tennisspieler Uli Pinner, der Ende der 1970er Jahre immerhin Platz 22 der Tennis Weltrangliste des Verbandes der Profispieler im Herrentennis erreichte. Uli hatte mich lange Zeit trainiert, und er gab schließlich den Ausschlag dafür, dass ich mich vom Profisport abwandte und die medizinische Laufbahn einschlug.

„Olaf", sagte er damals zu mir, „Du bist wirklich gut. Du hast enorm was drauf. Sagen wir mal, für Deutschland dürfte es reichen. Aber für die Spitze der Weltklasse dann leider doch nicht mehr."

Ich bin ihm dankbar. Denn ein offenes Wort zur rechten Zeit kann Wunder bewirken. Diese Erkenntnis setze ich übrigens auch im Umgang mit meinen Tumorpatienten um.

Das Beispiel des Heilpraktikers Dr. Jankiewicz, der stets eng mit Fachärzten zusammenarbeitet, hat bewirkt, dass ich keine Berührungsängste mit der Schulmedizin habe. Außerdem habe ich über längere Zeit bei Prof. Dr. Karl R. Aigner, dem damaligen Chefarzt für Onkologische Chirurgie an der Asklepios-Paulinen-Klinik in Wiesbaden hospitiert. Ich fand es seit jeher wichtig, die Medizin ebenso wie die Naturheilkunde umfassend zu betrachten und kennenzulernen. Dies nicht zu tun ist meiner Meinung nach ein Manko, mit dem viele Ärzte des schulmedizinischen Betriebes leben. Sie wissen gar nicht, welchen enormen Beitrag bestimmte Naturheilverfahren oder unterstützende Behandlungsmethoden in der Medizin leisten könnten.

Beispiel: Noch vor zwanzig Jahren war die Hyperthermie, also die künstliche Erzeugung von „Fieber", das den Körper erwärmt, eine von der Schulmedizin belächelte Methode. Immerhin hat sich Professor Rolf Issels am Universitätsklinikum Großhadern in München intensiv mit dieser Methode beschäftigt. Inzwischen wurde dort eine Arbeitsgemeinschaft Hyperthermie gebildet, in der Ärzte und Vertreter der gesetzlichen Krankenkassen vertreten sind. Patienten mit bösartigen Krebserkrankungen werden hier mit Hyperthermie in Kombination mit schulmedizinischen Verfahren wie Chemo- oder Strahlentherapie behandelt.

Die Hyperthermie ist inzwischen in schulmedizinische Leitlinien aufgenommen worden, etwa in die für die Behandlung von Brustkrebs. Gute wissenschaftliche Daten gibt es mittlerweile auch bei der Behandlung von Bauchspeicheldrüsen-, Gebärmutterhals-, Blasen- und Lymphknotenkrebs.

Professor Aigner habe ich jedenfalls als einen Schulmediziner kennengelernt, der nicht nur bahnbrechende Therapien in der Behandlung von Krebs gefördert hat – etwa die Chemotherapie, die nicht den gesamten Körper betrifft, sondern viel schonender nur die Region des Krebsgeschehens, zum Beispiel in der Leber oder in der Bauchspeicheldrüse. Er hat mich letztlich auch dazu gebracht, unbeirrbar meinen Weg einzuschlagen und mich mit aller Kraft den vielen hilfreichen ergänzenden

Therapieverfahren in der Behandlung von Krebs, vor allem der Stärkung der Immunkräfte zur Abwehr dieser Krankheit, zu widmen.

Weil ich die Ernsthaftigkeit der Schulmedizin als Grundlage auch auf meine Arbeit übertragen habe, lernen Patienten in meinen Therapieeinrichtungen nur wissenschaftlich fundierte Behandlungsformen kennen, wie sie zum Teil auch schon in der sogenannten Schulmedizin praktiziert werden. Für Schamanenzauber oder zweifelhafte fernöstliche Kräuterwundermischungen ist da ebenso wenig Platz wie für Heilmittel wie Himalayasalz, Presssaft aus der Venusfliegenfalle oder Stutenmilch.

Entscheidend ist für mich grundsätzlich, dass es wissenschaftliche Belege für die Wirksamkeit einer Behandlungsmethode gibt. Allerdings habe ich mir vorbehalten, auch geringere Fallzahlen als in der schulmedizinischen Wissenschaft üblich als beweiskräftig zu akzeptieren. Ich gebe ganz offen zu, dass es in der Naturheilkunde recht schwierig ist, aufwändige Studien auf die Beine zu stellen. Denn auf diesem Sektor sind keine finanzkräftigen Pharmaunternehmen vorhanden, die solche Untersuchungen im Hinblick auf spätere Gewinne aus den Medikamentenverkäufen mit großzügigen Beträgen unterstützen würden.

In der Schulmedizin, wo heutzutage häufig eine einzige Behandlung zwischen 2000 und 4000 Euro kostet, ist es gang und gäbe, dass 500 oder 700 Patienten in eine Studie aufgenommen werden können. Wenn hingegen biologische Verfahren erprobt werden, die später für 50 oder 80 Euro zu haben sein sollen, muss man sich mit vielleicht 30 Patienten begnügen. Erfährt nun aber in einer solchen kleinen Studie die Mehrzahl der Patienten deutliche Besserung, wobei keine oder kaum spürbare Nebenwirkungen auftreten, dann gebe ich auch solchen Behandlungen eine Chance.

Hauptsache, es liegen beweiskräftige Empfehlungen vor. Zum Beispiel habe ich keine Bedenken, bei Prostata-Karzinomen Curcuma-Infusionen anzuwenden, weil ich weiß, dass bei meinen Patienten erfahrungsgemäß der Wert für das prostataspezifische Antigen (PSA) sinkt. Und das ist ein wichtiger positiver Marker bei solchen Tumorpatienten.

Und noch etwas: Krebs ist nicht gleich Krebs. Es gibt Krebsarten, die gut auf Chemotherapie ansprechen, und solche, die damit kaum angreifbar sind. Zum Beispiel liegt die Ansprechrate der Chemo bei Hodenkrebs im Bereich von etwa 98 Prozent. Beim Blasenkarzinom dagegen wird nur eine Erfolgsrate von vier bis maximal sechs Prozent erreicht. Das liegt daran, dass diese Krebszellen besonders widerstandsfähig gegen die Behandlung sind.

Ich habe auch längst eingeführt, meine Brustkrebspatientinnen viel genauer zu diagnostizieren, als dies standardmäßig im schulmedizinischen Betrieb gemacht wird. Denn die Frage, ob bei Brustkrebs eine Chemotherapie wirksam sein und welche therapeutische Unterstützung dabei geleistet werden kann, hängt ganz entscheidend vom Typ der Krebszellen ab, die sich gebildet haben.

Ein wichtiger Bereich in unseren Therapiezentren ist die Stärkung des Immunsystems. Gerade in dieser Hinsicht haben wir der üblichen schulmedizinischen Versorgung einiges voraus. Das beginnt schon bei der Diagnostik: In den Krebszentren wird die Zahl der Immunzellen zwar bei der Untersuchung des Blutes im Labor ermittelt – allerdings im Regelfall nur als Gesamtwert.

Wir dagegen lassen die Werte für die unterschiedlichen Zelltypen des Immunsystems ermitteln. Das ist ganz entscheidend, denn während die Mehrzahl der menschlichen Abwehrzellen darauf spezialisiert ist, die Verursacher von Schnupfen und Husten oder Erreger von Darminfektionen zu bekämpfen, gibt es eine hoch spezialisierte, wenn auch meist kleine Truppe von Spezialzellen, deren alleinige Aufgabe es ist, Krebszellen aufzuspüren und zu vernichten.

Immer wieder erlebe ich es, dass Patienten zu uns kommen, die aus der schulmedizinischen Diagnose recht gute Werte ihres Abwehrsystems mitbringen. Wenn wir dann aber genauer hinsehen, müssen wir feststellen, dass ausgerechnet die Zahl der Zellen für die Krebsabwehr katastrophal niedrig ist. Hier können wir dann wirksam ansetzen, die natürlichen Abwehrkräfte aufzubauen und zu stärken.

Laborärztlicher Befundbericht

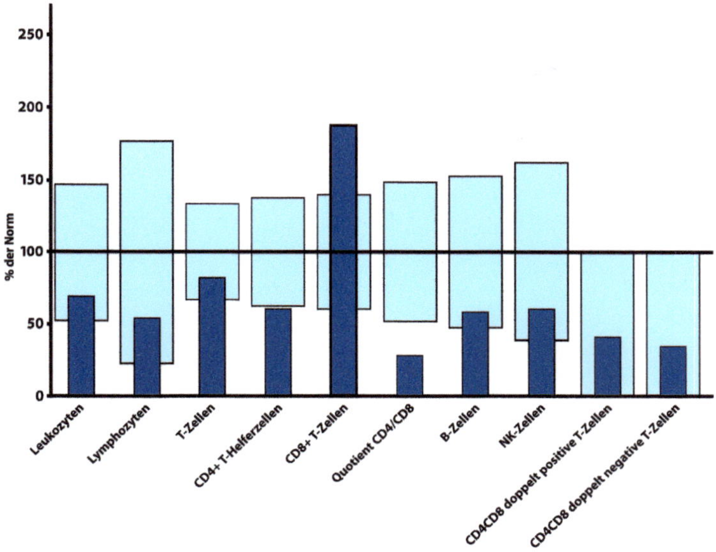

So sieht ein typischer Zellbefund aus: Die einzelnen Typen von Abwehrzellen des Patienten (dunkelblaue Säulen) werden den Sollwerten eines gesunden Menschen gegenübergestellt (hellblaue Säulen). Wie deutlich zu erkennen ist, werden bei zwei Zelltypen nicht einmal die untersten Werte der wünschenswerten Zellenzahlen erreicht. Bei mehreren anderen Zelltypen liegen die Werte bereits im untersten Bereich.

Ich will hier einmal kurz berichten, wo die Schwerpunkte unserer Behandlungsmethoden liegen. Auf die Wirksamkeit der einzelnen Verfahren und ihre praktische Anwendung werden wir in den einzelnen Kapiteln noch ausführlicher eingehen.

Es beginnt schon damit, dass wir jeden Patienten individuell betrachten. Und nicht unpersönlich als Lungenkrebs, Mammakarzinom oder Blasentumor. Vom Alter, vom Geschlecht, von der körperlichen Verfassung, dem seelischen Zustand, der Anzahl betreuender Angehöriger und vom spezifischen Typus der Krebserkrankung machen wir unsere Therapie-Beratung und unsere weiteren Behandlungsschritte abhängig.

Hier sind die wichtigsten ergänzenden Behandlungen, die wir anbieten:

Der **Diagnose des Abwehrsystems und dessen Verbesserung** dient eine ganze Reihe von Behandlungen, die wir anbieten können. Die Hyperthermie steht dabei ganz weit vorn. Inzwischen arbeiten zahlreiche Universitätskliniken mit dieser Methode. Denn es hat sich erwiesen, dass damit zum Beispiel die vollständige Tumorrückbildung bei Brustkrebsrückfällen im Zusammenwirken mit der Schulmedizin von 38 auf 60 Prozent und beim fortgeschrittenen Gebärmutterhalskrebs von 57 auf 83 Prozent gesteigert werden kann. Kein Wunder, dass die Kombination von Chemo und Hyperthermie inzwischen auch in das Standardwerk der Schulmedizin „Kompendium Internistische Onkologie" aufgenommen worden ist.

Die **Verringerung von Nebenwirkungen, die eine Chemotherapie oder Bestrahlung mit sich bringen,** ist bei uns das zweite wichtige Therapiefeld. Die genannten Behandlungen können Schädigungen der Schleimhäute bewirken, die das Schlucken von Nahrung und Getränken schwierig werden lassen. Es können sich Nervenschädigungen einstellen, die das Gehen oder das Verwenden der Hände stark beeinträchtigen. Solche Beschwerden können durch Gaben von B-Vitaminen, durch Einnahme von Enzymen oder Alpha-Liponsäure gebessert werden.

Die **Revitalisierung und der Gewichtsaufbau** sind ein weiteres Behandlungsfeld. Denn Krebserkrankungen und ihre Therapie gehen meist mit einem Verlust von Vitalität, Lebenskraft und Körpergewicht einher. Der Stoffwechsel funktioniert nicht mehr optimal, die Leber trägt Schädigungen davon. Auch diese Problematik kann durch entsprechende Begleittherapien erheblich gebessert werden.

Der **Aktivierung der Selbstheilungskräfte durch Stärkung der Selbstachtung und des Lebenswillens** der Patienten geben wir breiten Raum. Das Modewort „Achtsamkeit", unter dem sich viele nichts Genaues vorstellen können, wird bei uns ernst genommen. Ebenso wie der Begründer dieses Programms, der amerikanische

Verhaltensmediziner Jon Kabat-Zinn, verstehen wir darunter Yogaübungen, Meditation und Gruppenarbeit zur Stressbewältigung sowie die „Wiederherstellung des natürlichen Zustandes des menschlichen Geistes". Diesen natürlichen positiven Zustand haben fast alle Tumorpatienten durch die schockierende Nachricht von ihrer Krankheit und die folgenden Behandlungsmaßnahmen verloren.

Dringend empfehlen wir unseren Patienten, die klinische Behandlung und unsere Begleittherapien durch **Gymnastik und körperliche Bewegung in der Natur** zu ergänzen. Längst hat sich erwiesen, dass eine Bewegungstherapie den Gesundungsprozess grundlegend unterstützt. Als früherer Lehrbeauftragter für Sport und Sportwissenschaft an der Universität Heidelberg habe ich vor Jahren schon unter dem Titel „Onko-Fitness – Sport und Krebs" Leitlinien für die Anwendung von Bewegungstherapie bei Tumorpatienten entwickelt. Und mit Freude habe ich zur Kenntnis genommen, dass immer mehr Krebszentren ihr Interesse auf Bewegungstherapie bei ihren Patienten richten. Erfreulicherweise hat sogar die Sektion München des Deutschen Alpenvereins unlängst ein Projekt „Bergsport mit Tumorpatienten" ins Leben gerufen.

Es gäbe noch eine Menge zu berichten über die bereits wissenschaftlich überprüften Möglichkeiten, durch Verabreichung von Mikronährstoffen und pflanzlichen Präparaten die Patienten aufzubauen, zu stärken und in ein lebenswerteres Leben mit der Krankheit zu überführen. Diese Möglichkeiten ebenso wie die weitergehenden ergänzenden Behandlungsmöglichkeiten sollen jedoch in den entsprechenden Kapiteln dieses Buches ausführlich dargelegt werden.

3

Wer soll das bezahlen, wer hat soviel Geld?

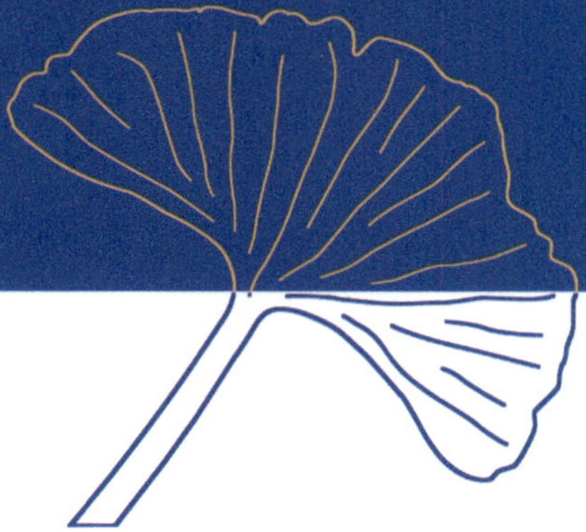

Warum Krebsmedikamente den größten Teil der Ausgaben unserer Krankenkassen ausmachen. Weshalb man trotz schwerer Krankheit noch Freude am Leben haben kann. Und warum die Verschränkung von Methoden der Naturheilkunde und der Schulmedizin den erfolgreichen Weg im Kampf gegen den Krebs darstellt.

Wer soll das bezahlen, wer hat soviel Geld?

Warum Krebsmedikamente den größten Teil der Ausgaben unserer Krankenkassen ausmachen. Weshalb man trotz schwerer Krankheit noch Freude am Leben haben kann. Und warum die Verschränkung von Methoden der Naturheilkunde und der Schulmedizin den erfolgreichen Weg im Kampf gegen den Krebs darstellt.

Trotz ihrer schweren Krankheit Brustkrebs wirkt Elke H. noch burschikos: „In der onkologischen Klinik habe ich nicht immer die besten Erfahrungen gemacht“, sagt sie. „Deshalb habe ich auch manche Behandlung abgebrochen.“

Sieben Jahre ist es jetzt her, dass bei ihr Brustkrebs diagnostiziert wurde. „Damals dachte ich noch: Jetzt ist alles vorbei. Aber dem war nicht so. Es ging vielmehr auf und ab. Erst war ich angeblich geheilt, dann kam der Krebs aber wieder. Vor zweieinhalb Jahren habe ich glücklicherweise durch Zufall von der Methode Bausemer gehört. Im Gespräch mit meiner Physiotherapeutin. Und dadurch hat sich mein Leben komplett verändert.“

Elke H. hat nicht mehr das große Vertrauen in die Schulmedizin. Das begann schon damals bei der Diagnose. „Im Jahr 2011 habe ich durch eine eigene Tastdiagnose einen Knoten in meiner Brust gefühlt. Da war ich 45. Und der Knoten war immerhin schon vier Zentimeter groß. Zwei Monate zuvor war ich erst zur Vorsorge beim Arzt gewesen. Der hatte aber nichts gefunden.“

Als Therapeut kann ich sagen: Diese Patientin ist durch ihre Krankheit tatsächlich ein ganz anderer Mensch geworden. Ich habe ihr unter anderem klargemacht, dass sie sich öffnen muss für ihre Gefühle, um die Therapie zu unterstützen. „Beruflich hatte ich immer eine Männerrolle zu spielen“, sagt sie. „Das wirkte sich auf die ganze Persönlichkeit aus.

Möglicherweise auch auf die Entstehung der Krankheit. Heute lasse ich ganz bewusst Emotionen zu. Ich vermeide Stress und fühle mich als authentischer Mensch. Ich sage mir immer: Leb nicht deinen Krebs, sondern leb dein Leben!"

Sie ist sich ihrer Krankheit bewusst. Aber inzwischen auch der Notwendigkeit, dennoch Freude am Leben zu haben. Das Heilmittel Freude. „Die Krankheit hat mich am Wickel, das gebe ich zu", sagt sie. „Erst hieß es, es wäre alles weg. Dann kam der Rückfall. Jetzt fanden sich auch noch Tochtergeschwülste, also Metastasen. In den Lymphknoten, den Knochen, der Leber und im Gehirn. Da war ich allerdings erst mal fix und fertig. Aber ich habe mich auf Dr. Bausemers Rat hin einer lokalen Chemotherapie und den in seiner Therapieeinrichtung in Mannheim üblichen Behandlungen unterzogen: lokale Hyperthermie, Infusionen. Im Gehirn und in der Leber ist der Krebs inzwischen komplett verschwunden. Am Rest arbeiten wir noch."

Zum Glück hat Elke H. alte Freunde, mit denen sie so viel Zeit wie nur möglich verbringt. „Ich bin auch lange nicht mehr so angriffslustig wie früher. Meine Freunde sagen immer: Jetzt bist du jemand, der zeigt, wie er wirklich ist", lächelt sie. Wenn es der Gesundheitszustand zulässt, will sie mit ihren Freunden sogar in diesem Jahr mal wieder segeln gehen.

Und sie ist zuversichtlich, dass es wieder klappt – ganz wie früher. Sie glaubt inzwischen fest an die Methode Bausemer.

„In der onkologischen Klinik hatte ich immer das Gefühl, von oben herab behandelt zu werden", sagt sie. „Es ist wirklich gut, zu erleben, dass ich hier für voll genommen werde. Dr. Bausemer ist ein wirklich kompetenter Therapeut und Berater. Er hat jedenfalls mein Leben deutlich verlängert. Wenn ich noch daran denke, wie ich in der Klinik meinem Arzt sagte, ich würde jetzt eine komplementäre Behandlung antreten. Da nickte er spöttisch und sagte: ‚Gehen Sie nur mal dahin und lassen sich das Geld aus der Tasche ziehen!' Ach, der kann sagen, was er will.

Heute bin ich froh, dass ich Dr. Bausemer aufgesucht habe."

Das mit dem „Geld aus der Tasche ziehen" hörte ich da übrigens nicht zum ersten Mal. Aber ich habe da so meine eigenen Gedanken. Ich brauche nur das Buch des Schulmediziners Prof. Lauterbach aufzuschlagen, um zu sehen, wem man vor allem das Geld aus der Tasche zieht – nämlich den Leuten, die treu und brav ihre Krankenkassenbeiträge bezahlen. Bei Lauterbach heißt es zum Beispiel: „Die hohen Medikamentenpreise resultieren nicht aus den Forschungskosten, sondern dienen allein den Profitinteressen der Unternehmen."

Aber was ist mit hohen Preisen gemeint? Die Behandlung eines Patienten mit chronisch-myeloischer Leukämie, also Blutkrebs, kostet nach Prof. Lauterbach im Durchschnitt 41.000 Euro. „Die Kombination von zwei Immuntherapien beim schwarzen Hautkrebs kann zum Beispiel über 200.000 Dollar kosten", schreibt Lauterbach. „Die neuen Therapien sind im Durchschnitt zehn- bis vierzigmal so teuer wie die Chemotherapie, die sie in der Regel ablösen oder ergänzen. […] die Behandlung kann leicht hunderttausend Euro pro Jahr betragen."

Dennoch ist die Lebenserwartung, die mit den zehn- bis vierzigmal so teuren Krebsmedikamenten der Zukunft erkauft wird, eher bescheiden: Sie „stieg dank dieser neuen Methoden im Durchschnitt bisher nur um 2,5 Monate", schreibt Lauterbach. Aber das Erstaunlichste kommt noch: Während sich die Pharmaunternehmen auf die irrsinnig teuren Entwicklungskosten berufen, wenn sie die astronomischen Preise für Krebsmedikamente festlegen, stellt Prof. Lauterbach fest: „Entgegen der Erwartung vieler Laien und auch im Gegensatz zur Marketingstrategie der Pharmafirmen wurde kein einziger wichtiger Krebsmechanismus und auch sonst keine entscheidende Waffe gegen Krebs in den Laboren der Arzneimittelindustrie entdeckt." Es waren vielmehr Wissenschaftler renommierter Universitäten, die Aufklärung über die Krankheit geschaffen und die wichtigsten Mittel gegen Krebs gefunden haben.

Prof. Lauterbach verweist auch auf Vorwürfe bekannter amerikanischer Krebsärzte, die zu dem Schluss gekommen sind, „dass die Profitgier einiger Unternehmen die Finanzierbarkeit der Krebsbehandlung akut gefährdet und sogar die Forschung bedroht. Es gibt nur noch eine kleine

Gruppe von Arzneimittelfirmen, die neue Krebsmedikamente auf den Markt bringen können, und diese beherrschen sowohl die Zulassungsverfahren, als auch die Preise, die sie den Ländern vielfach aufzwingen können. [...] viele der gezielten Therapien sind zu teuer, sie verlängern das Leben oft nur um wenige Monate bei Kosten von mehr als hunderttausend Euro." Patienten „verbringen so die letzten Monate ihres Lebens in Krankenhäusern, wo sie teils schwere Rückfälle erleben müssen. Die Möglichkeit, ohne Schmerzen und Qualen dem Leben einen sinnvollen Abschluss zu geben, wird ihnen auf diese Weise genommen."

Auch die in Heidelberg ansässige „Gesellschaft für Biologische Krebsabwehr" (GfBK) hat sich in dieser Diskussion zu Wort gemeldet. „Wir halten es für einen Mythos, dass Wirksamkeitsstudien objektiv sind – und nur die besten Medikamente zum Einsatz kommen", versichert der Ärztliche Direktor der Gesellschaft, Dr. med. György Irmey. „Auf den Markt kommt oft das, was Gewinn verspricht." Als Beispiel führt Irmey das Mittel Avastin an, das im Jahr 2011 als Zusatz zur Chemotherapie bei Eierstockkrebs in Europa zugelassen wurde. Avastin wird eingesetzt, um die Blutversorgung des Tumors zu hemmen.

Im gleichen Jahr, als Avastin bei uns zugelassen wurde, hat die US-Arzneimittelbehörde genau diesem Krebsmedikament die Zulassung zur Behandlung von metastasiertem Brustkrebs entzogen! Begründung: Es können lebensbedrohliche Nebenwirkungen auftreten, ohne dass es Belege für eine Verlängerung der Lebenszeit oder Verbesserung der Lebensqualität gäbe.

In Deutschland wird Avastin weiter bei bestimmten Krebsarten eingesetzt, und zwar nicht selten. Die Behandlung kostet zwischen 3.000 und 6.000 Euro pro Monat, und allein im Jahr 2013 hat laut Dr. Irmey das Pharmaunternehmen Roche mehr als sechs Milliarden Schweizer Franken, also über 5,2 Milliarden Euro Umsatz mit dem Medikament gemacht, das zwei Jahre zuvor in den USA verboten wurde.

So viel zum Vorwurf, Geld aus der Tasche zu ziehen. Es wäre natürlich Heuchelei, wenn wir so tun würden, als verlangten wir für unsere Behandlungen kein Geld. Selbstverständlich tun wir das, und schließlich arbeiten meine qualifizierten Mitarbeiter und ich auch hart dafür. Aber machen Sie sich doch am besten selbst ein Bild.

Für die lokale Tiefenhyperthermie, bei der ein Tumor gezielt angegangen wird, ohne gesundes Gewebe zu beschädigen, berechne ich pro Behandlung 218 €. Die Betreuung und Beratung schlägt dabei extra mit 45 € zu Buch. Wird die Hyperthermie mit einer Infusion kombiniert – was im Regelfall gemacht wird – kommen nochmals 32 € dazu. Pro Behandlung fallen also 295 € an. Ein solcher Behandlungsplan sieht vor, dass jeweils über sechs Wochen hinweg zweimal wöchentlich behandelt wird. Das macht zwölfmal 295 €, also 3.540 €. Danach folgen zwei Monate Therapiepause, anschließend wird ein neuer Behandlungszyklus über sechs Wochen angesetzt. Da es sich bei Krebs um eine chronische Erkrankung handelt, ist eine Dauertherapie erforderlich. Somit werden übers Jahr drei bis vier Zyklen mit Kosten von jeweils 3.540 € erforderlich. Verglichen mit der herkömmlichen schulmedizinischen Chemotherapie fallen bei uns also maximal 18.000 € an.

Das ist keineswegs übertrieben, vor allem, wenn man die Entwicklung auf dem schulmedizinischen Sektor vergleicht. Erst im September 2017 konnte man in der „Süddeutschen Zeitung" (SZ) lesen: „Wucher in der Gentherapie gegen Krebs. Die Erwartung an die neuartige Krebstherapie von Novartis ist riesig. Noch gigantischer ist ihr Preis: 475.000 Dollar. Er ist absurd." Es handelt sich also um eine Summe von 402.000 Euro. Die werden für das neue gentechnische Verfahren fällig, wenn es um die Behandlung von Blutkrebs bei Kindern geht. Die SZ berichtet weiter: „Die teure Therapie ist zudem ein Nischenprodukt, in den USA kommen rund 750 Menschen im Jahr für die Behandlung infrage. Für eine so kleine Gruppe von Patienten eine neuartige Therapie zu entwickeln, ist kostspielig und riskant, auch das steckt im Preis."

Kein Wunder, wenn sich Politiker, Chefärzte, Krankenkassenvorstände, Klinikbetreiber und Chefs von Pharmafirmen ohne öffentliches Aufsehen zu einem Geheimtreffen zusammenfanden, wie die SZ ebenfalls berichtete. Es ging um die galoppierende Preisentwicklung im

Gesundheitswesen – und alle waren sich einig: Es sei illusorisch, dass weiterhin jede Behandlung für jeden bezahlt werden könne. Außerdem zitiert die SZ einen Beitrag im medizinischen Fachblatt „JAMA Internal Medicine“, in dem Wissenschaftler nachweisen, dass die Investitionen bei weitem nicht so hoch sind, wie die Hersteller zur Begründung der hohen Medikamentenpreise immer behaupten.

Von den Krankenkassen werden solche Therapien übernommen – die ergänzenden, die wir anbieten, aber nicht. Wir sollten uns einmal bewusstmachen, weshalb. Denn die Entscheidung darüber, was von den Krankenkassen bezahlt wird und was nicht, obliegt einem 13-köpfigen Gremium, das sozusagen gesetzgeberische Allmacht besitzt. Es heißt schlicht „Gemeinsamer Bundesausschuss“, abgekürzt G-BA. Dazu gehören fünf Vertreter der Krankenkassen, fünf Vertreter verschiedener Ärztegruppen und drei „unparteiische“ Personen. Diejenigen, die von den Beschlüssen dieses Gremiums betroffen sind, nämlich Beitragszahler und Patienten, sind überhaupt nicht vertreten. Oder, falls man die Unparteiischen dafür nimmt, sind sie zumindest in der Minderzahl. Diese 13 Personen beschließen, was 70 Millionen Beitragszahlern der Krankenkassen zusteht – und was nicht. Die gesetzliche Grundlage für die Beschlussfassungen des G-BA ist klar definiert: Sie verlangt, dass Leistungen der Gesetzlichen Krankenversicherungen „ausreichend, zweckmäßig und wirtschaftlich“ sind. Auch dürfen sie „das Maß des Notwendigen nicht überschreiten.“

Ob diese Maßgaben aber immer die wirkliche Grundlage für Beschlüsse des G-BA sind, bleibt dahingestellt. Die Gesundheitsausgaben in Deutschland betrugen im Jahr 2013 rund 315 Milliarden Euro. Das sind 34,3 Prozent mehr als 2003, also zehn Jahre davor. Zwei Jahre später, also 2015, waren es laut Statistischem Bundesamt bereits 344,2 Milliarden Euro, also nochmals knapp 30 Milliarden Euro mehr.

Dabei steht nach einem Bericht der Zeitschrift „Der Onkologe“ fest, dass Krebsmedikamente den größten Anteil an den Arzneimittelausgaben der gesetzlichen Krankenversicherungen haben. Dort heißt es: „So sollten sich zum Beispiel Entscheidungen zur Erstattungsfähigkeit und Preissetzung neuer onkologischer Arzneimittel [...] nicht an den Gesetzen der freien Marktwirtschaft, sondern vielmehr am evidenzbasierten (Anm.: also dem wissenschaftlich erwiesenen) Nachweis des patientenrelevanten Nutzens orientieren." Allerdings wird auch angemerkt: „Aufgrund von methodischen Mängeln in zulassungsrelevanten klinischen Studien ist der therapeutische Stellenwert neuer onkologischer Arzneimittel häufig nicht exakt zu bestimmen." Zum Zeitpunkt der Zulassung fehlen jedenfalls meist Erfahrungen zur breiten Anwendung solcher Medikamente.

Aber weil die Krankenkassen klaglos bezahlen müssen, was ihnen die Pharmafirmen auf dem Zwangsweg der Zulassungen und Leitlinien und der Entscheidungen des G-BA diktieren, sparen sie mit ausdrücklicher Absegnung des Gemeinsamen Bundesausschusses eben an anderer Stelle. So genannte „Bagatellmedikamente" gegen Schnupfen, Husten oder Grippe, wichtige Früherkennungsverfahren, etwa gegen Glaukom oder Prostatakrebs, werden von den gleichen Entscheidungsträgern aus den Leistungen der gesetzlichen Krankenkassen gestrichen, während sie ohne Zögern ein möglicherweise zweifelhaftes Krebsmedikament für Tausende von Euro bezahlen. Das muss man sich einmal vorstellen: Der Test auf Prostatakrebs, der zwischen 20 und 30 Euro kostet, wird nicht bezahlt – wohl aber eine Chemotherapie für mehrere tausend Euro, sobald der Krebs dann aufgetreten ist. Im Frühstadium hätte der vielleicht noch mit Medikamenten wie Tamsulosin behandelt werden können. Andererseits müssen sich 70 Millionen von Versicherten auf eigene Kosten ihre sogenannten „Bagatellmedikamente" beschaffen. Dazu kommen die immer weiter steigenden Beiträge für die Krankenkassen, die damit hoffnungslos überteuerte Krebsmedikamente finanzieren können.

Das klingt jetzt vielleicht polemisch. So, als sollte man die armen Tumorpatienten einfach sterben lassen. Aber nein! Genau das Gegenteil ist der Fall. Wir sollten alle Register ziehen, um diesen Menschen wirklich zu helfen. Der optimale Weg in der Behandlung von Krebserkrankungen bezieht wirksame ergänzende und unterstützende Behandlungsmethoden ein, die ohne finanzielle Verausgabung bezahlbar sind.

Ich möchte hier nur ein Beispiel anführen, das vor allem Patientinnen mit Brustkrebs interessieren dürfte. Prof. Josef Beuth vom Institut zur wissenschaftlichen Evaluation naturheilkundlicher Verfahren an der Kölner Universität hat eine sehr interessante Studie vorgelegt: 60 Brustkrebspatientinnen erhielten zusätzlich zur schulmedizinischen Standardtherapie wie Chemo-, Hormon- oder Strahlenbehandlung bestimmte Präparate, um die Nebenwirkungen dieser Maßnahmen zu verringern. Wie in solchen Studien üblich, bekam eine Gruppe der Patientinnen lediglich ein wirkungsloses Scheinmedikament. Damit wollte man die Unterschiede in der Wirksamkeit genauer erkennen können. Es stellte sich heraus, dass die Patientinnen, die das wirksame Präparat bekamen, erheblich geringere Probleme hatten mit Nebenwirkungen wie Appetitlosigkeit, Erbrechen, Durchfall, Veränderungen des Blutbildes, Müdigkeit, Muskel- und Gelenkbeschwerden. Bei dem wirksamen Mittel handelt es sich um eine Mischung aus Linsen-Eiweiß (Lektin), pflanzlichen Enzymen aus Ananas und Papaya sowie einer Selen-Verbindung (Natriumselenit). Dieses komplementärmedizinische Heilmittel fördert nicht nur die Wirkung der Therapie, sondern verringert auch systematisch die Nebenwirkungen – ohne selbst solche hervorzurufen. Das Selen wirkt dabei entzündungshemmend, das Linseneiweiß stabilisiert das Immunsystem der Schleimhäute und fördert die Flüssigkeitsabsonderung. Die Ananas- und Papaya-Enzyme wirken ebenfalls entzündungshemmend und haben eine abschwellende Wirkung.

Eine solche Studie, die exakt nach wissenschaftlichen Vorgaben gemacht wird, hat mit dem Begriff „alternative Medizin“ gar nichts zu tun. Unter alternativen Therapien werden vielmehr Maßnahmen verstanden, die an die Stelle von schulmedizinischen Behandlungen treten sollen. In diesem Zusammenhang darf man nämlich keinesfalls verkennen oder verleugnen, dass der gewaltige Forschungsaufwand, den die moderne Krebsmedizin betreibt, die Behandlungsmöglichkeiten bei den einzelnen Krebserkrankungen erheblich erweitert und die Gesundungschancen bei bestimmten Krebsarten zum Teil erhöht hat.

Ich persönlich trete deshalb seit 25 Jahren für die so genannte „komplementäre Behandlung“ ein. Das Adjektiv „komplementär“ entstammt dem lateinischen Begriff „complementum“, was so viel wie „Erfüllung“ oder „Ergänzung“ bedeutet. Unsere Therapien ergänzen und unterstützen also die Behandlungen der Schulmedizin – im allerbesten Sinne.

Die meisten Tumorpatienten haben das längst begriffen. Es sind immerhin 80 Prozent aller Betroffenen, die sich mindestens einer ergänzenden Therapie unterziehen – bei manchen Krebserkrankungen wie etwa Brustkrebs sogar über 90 Prozent. Oft tun sie das sogar ohne Wissen ihrer schulmedizinischen Onkologen, weil sie befürchten, angeschnauzt oder ausgelacht zu werden.

Nach Erhebungen der Berliner Charité nehmen mehr als 150 Millionen Patienten in Europa ergänzende oder alternative Therapien in Anspruch. Glücklicherweise sind die Ärzte, die solche Methoden aus Unkenntnis belächeln und ablehnen, inzwischen in der Minderzahl. Ich weiß das sehr gut, unter anderem aus meiner Zusammenarbeit im Onkologischen Arbeitskreis des Universitätsklinikums Mannheim, in dem ich von 2011 bis 2017 als „Kooperationspartner für komplementäre Onkologie“ tätig war.

Auf diesem Sektor bewegt sich einiges, das wird auch durch die Tatsache bewiesen, dass an der weltberühmten Berliner Charité, an der schon Rudolf Virchow, Robert Koch und Ferdinand Sauerbruch wirkten, die erste Professur zur Erforschung der Komplementärmedizin geschaffen wurde. Prof. Dr. Claudia Witt hat diese Stiftungsprofessur der Karl und Veronica Carstens-Stiftung zur Erforschung der Komplementärmedizin erhalten.

Das ist insofern eine Pioniertat, als dieses Feld der Medizin in Deutschland bisher völlig brachlag. Im „Rahmenprogramm der Gesundheitsforschung“ der Bundesregierung, in dem immerhin jährliche Ausgaben von mehr als 1,3 Milliarden Euro vorgesehen sind, kam Naturheilkunde bis vor kurzem überhaupt nicht vor. Erst seit Mitte 2017 wird an der Berliner Charité von der Deutschen Forschungsgemeinschaft eine Studie finanziert, die der Wirkweise von Akupunktur auf Heuschnupfen auf den Grund gehen soll. Professor Stefan Willich, Leiter der Ambulanz für Prävention und Integrative Medizin an der Charité, hält es für „sehr ermutigend, dass es nun immerhin zu dieser ersten öffentlichen Förderung gekommen ist."

Anders sieht das in den USA aus, wo 2,3 Prozent des Krebsforschungsbudgets, also immerhin rund drei Millionen Dollar jährlich, für die Erforschung sogenannter integrativer Heilverfahren ausgegeben werden. Eine ähnliche Summe investiert zudem das National Cancer Institute. Und bereits seit knapp 20 Jahren besteht in den USA ein „National Center for Complementary and Alternative Medicine" als Bestandteil der nationalen Gesundheitsbehörde. Außerdem haben alle renommierten onkologischen Einrichtungen des Landes spezielle Abteilungen für „integrative Onkologie". Unter diesem Begriff wird die sinnvolle Kombination aus konventionellen Behandlungen der Schulmedizin, die durch Leitlinien vorgegeben sind, und ergänzenden, also komplementären Verfahren verstanden. Hinzu kommt: Anders als in Deutschland, wo an den Universitäten Naturheilkunde eher als Quacksalberei verschrien ist, bieten in den USA mehr als 65 Prozent aller Universitäten komplementäre Heilverfahren für Medizinstudenten zumindest als Wahlfach an.

Es ist nur eine Frage der Zeit – und zugleich allerdings höchste Zeit – dass sich auch in Deutschland etwas mehr tut. Zum Wohle der Patienten. Und sei es letztlich, um den von Prof. Lauterbach prophezeiten Offenbarungseid des Gesundheitswesens zu vermeiden. Denn eine Pharmaindustrie, die sich plötzlich mit Alternativen in Form von wirksamen Therapiemaßnahmen konfrontiert sieht, die die nachgewiesen erfolgreichen Behandlungen der Schulmedizin unterstützen, wird sich wohl oder übel auch bezahlbare Preise gefallen lassen müssen.

Schon vor zehn Jahren veröffentlichte das bekannte amerikanische Nachrichtenmagazin „US News & World Report" eine Titelgeschichte „Alternative Medicine goes Mainstream" – zu Deutsch: „Alternative Medizin wird salonfähig".

Jetzt fehlt nur noch eines: die Umsetzung.

4

Sanft macht stark

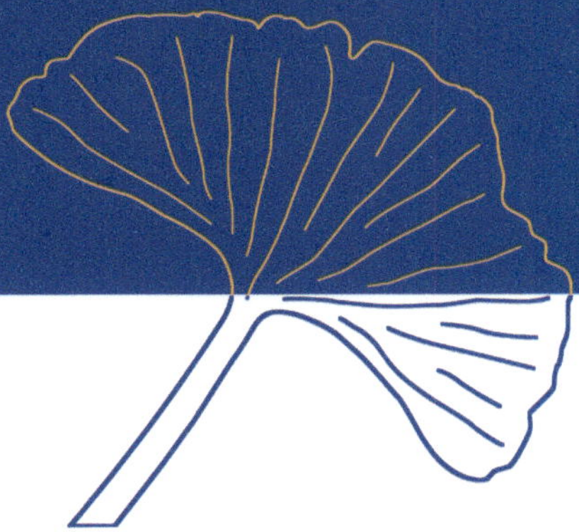

Was man unter einer komplementären Therapie wirklich versteht. Wie fragwürdig die Beschränkung der Medizin auf Leitlinien ist. Und warum der uralte Satz „Der Arzt behandelt, die Natur heilt“ eine höchst aktuelle Bedeutung hat.

Sanft macht stark

Was man unter einer komplementären Therapie wirklich versteht. Wie fragwürdig die Beschränkung der Medizin auf Leitlinien ist. Und warum der uralte Satz „Der Arzt behandelt, die Natur heilt“ eine höchst aktuelle Bedeutung hat.

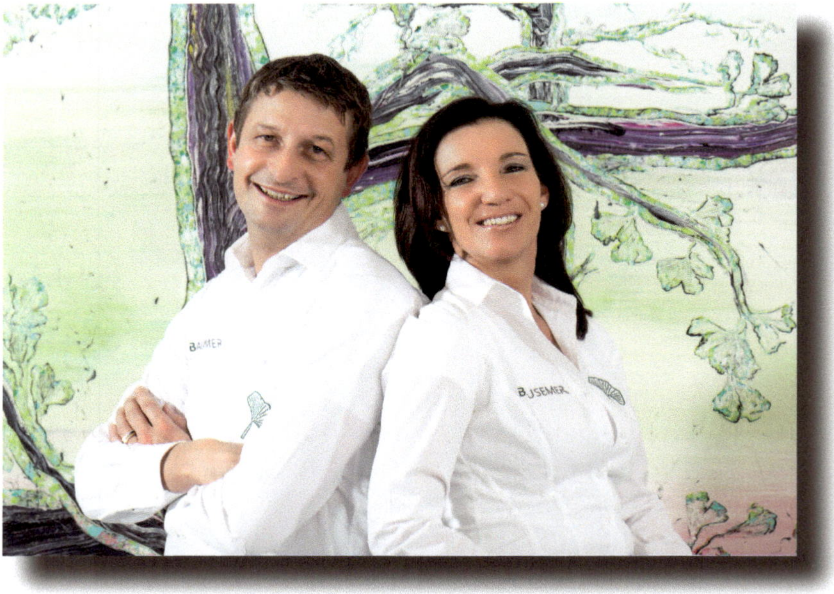

Unser Ziel ist nicht eine alternative, sondern eine komplementäre Therapie, also eine Behandlung, die alle wichtigen und notwendigen schulmedizinischen Maßnahmen ergänzt und hierdurch in ihrer Wirkung verstärkt. Das heißt: Wir versuchen, aus beiden medizinischen Lagern das Beste zusammenzuführen – von Chirurgie und Bestrahlung über Hyperthermie bis hin zur Immunstimulation.

Eigentlich schade, dass diese beiden Lager offiziell getrennt sind und es noch immer keinen wirklichen Schulterschluss der sich optimal ergänzenden Behandlungssysteme gibt. Das liegt auch ein bisschen an der

Begriffsverwirrung, die in der Öffentlichkeit ebenso wie in Ärztekreisen über die Bezeichnungen „alternativ", „komplementär" und „naturheilkundlich" herrscht. Dabei ist es doch ganz einfach, wie weiter oben schon erwähnt:

Komplementäre oder ergänzende Behandlungsmaßnahmen zielen darauf ab, die üblichen schulmedizinischen Therapien zu begleiten, ihre Wirkung zu verstärken, ihre Nebenwirkungen zu verringern und dadurch insgesamt den Therapieerfolg zu maximieren.

Die Amerikanische Krebsgesellschaft zum Beispiel definiert als **Komplementärmedizin** die Maßnahmen, die begleitend mit einer medizinischen Standardbehandlung durchgeführt werden. In einigen Fällen können dies Naturheilverfahren sein.

Viele der **Naturheilverfahren** sind aber nur sehr unzulänglich als wirksam und erfolgreich dokumentiert. Sie werden im Sprachgebrauch deshalb gerne unter den Begriff **Alternativmedizin** eingeordnet. Was im Grunde aber falsch ist. Denn Alternative Therapien stellen, wie das Wort Alternative schon sagt, den Patienten vor eine Entscheidung: Entweder eine schulmedizinische Behandlung oder eine Therapie, deren Wirksamkeit nicht ausreichend bewiesen ist.

Für die Anwendung schulmedizinischer Therapien brauchen wir Leitlinien, das steht außer Frage. Aber wir brauchen noch mehr, wie auch Prof. Dr. Giovanni Maio vom Institut für Ethik und Geschichte der Medizin an der Universität Freiburg betont:

„Jedoch sind Regeln und Leitlinien nicht ausreichend, um eine gute medizinische Betreuung zu gewährleisten. Denn Wissenschaftlichkeit in der Medizin bedeutet gerade nicht, eine strikte Regelanwendung vorzunehmen. Medizin ist eine praktische Wissenschaft. Die richtige Behandlung zu finden, das ist die spezifische Könnerschaft in der Medizin. Also eine Kunst für sich, denn die richtige Handlung ergibt sich aus der Verbindung von theoretischem Wissen und verlässlicher Einsicht in die ganz konkrete Situation. [...]

Starre Vorgaben widersprechen der Identität der Medizin als praktischer Wissenschaft [...].

Ein guter Arzt hat eben etwas, was nicht im Lehrbuch steht: Erfahrungswissen [...]. Und wo ist eine solche Kunst notwendiger als in der Krebsmedizin, wo es immer um ganz besondere Situationen geht, bei denen man auch viel Fingerspitzengefühl und Feinsinn braucht, um die für den Patienten beste Vorgehensweise zu finden."

Meiner Meinung nach kann und muss das Abweichen von der Leitlinie – zum Wohle des Patienten – auch darin bestehen, ergänzende und unterstützende Behandlungen auf den Therapieplan zu setzen, wenn diese sich im individuellen Fall als hilfreich erweisen können.

Welche Behandlungsmaßnahmen wir im Einzelfall wählen, hängt für mich jedenfalls nicht nur von der Situation und dem Zustand des Patienten ab, sondern immer auch von der wissenschaftlichen Nachweisbarkeit der Wirkung. Und von den Nebenwirkungen, mit denen zu rechnen ist. Dabei gilt: möglichst hoher Wirkungsnachweis, möglichst geringe Nebenwirkungen.

Allerdings hat sich in der Schulmedizin eine Entwicklung durchgesetzt, die allmählich absurde Formen annimmt. Nämlich die Verpflichtung zur „evidenzbasierten Medizin", für die sich das Kürzel „EBM" eingebürgert hat. Die ursprünglich begrüßenswerte Idee des kanadischen Arztes David Sackett im Jahr 1996 zielte darauf ab, nach Möglichkeit Therapien einzusetzen, für die ein wissenschaftlicher Nachweis in „kontrollierten klinischen Studien" erbracht worden ist.

Dieser neue Anspruch aber ließ plötzlich Jahrtausende alte Verfahren wie etwa die Traditionelle Chinesische Medizin und Akupunktur oder bewährte Therapien wie die Homöopathie durch den Rost fallen. Und dies etliche Jahre, nachdem im Münchner Universitätsklinikum Großhadern zum Staunen der deutschen Ärzte eine Operation am offenen Herzen unter Akupunktur ohne weitere Narkose durchgeführt wurde!

Wenn der wissenschaftliche Nachweis fehlt, der möglichst in Doppelblindstudien erbracht werden muss, gilt eine Behandlungsform nicht mehr als wissenschaftlich fundiert. „Doppelblind“ bedeutet: Weder die Ärzte noch die Patienten wissen, wer ein wirksames Medikament erhält und wer ein unwirksames Placebo.

Genau das ist aber der springende Punkt: Wenn es sich zum Beispiel um die Behandlung einer lebensgefährlichen Infektionskrankheit handelt, wäre es unmenschlich, einem Teil der Patienten ein unwirksames Medikament zu verabreichen und in Kauf zu nehmen, dass sie sterben. Bei Krebserkrankungen, bei denen oft Erbfaktoren, Lebensweise, seelische Belastungen, der Hormonhaushalt und Umwelteinflüsse gemeinsam eine Rolle spielen, ist es überdies nicht möglich, eine genau definierte Wirkung auf eine genau definierte Ursache zurückzuführen.

Meiner Meinung nach wird dem Medizinbetrieb durch den EBM-Zwang ein viel zu enges Korsett angelegt, das mit der Zeit zur Bewegungsunfähigkeit führen muss. Die insgesamt nur geringen Verbesserungen der Krebsbehandlung während der letzten 50 Jahre sprechen da wohl für sich.

Das Gesundheitswesen wird jedenfalls immer mehr zu einer Art Ingenieurswissenschaft degradiert und denaturiert, die weder dem Patienten in seinem Anspruch auf vollständige Heilung, noch dem Arzt in seinem umfassenden Heilbemühen gerecht werden kann.

Durch die Überbewertung von wissenschaftlich-technischen Methoden ist die Sichtweise entstanden, Krankheit sei lediglich eine Art Betriebsstörung in der „Maschine Mensch“. Und es genüge, wie bei einem Roboter, Bauteile zu reparieren oder sie gleich auszuwechseln.

Die Wahrheit liegt ganz eindeutig weder in der wissenschaftlichen Ausschließlichkeit – noch in der Versuchung, fern von wissenschaftlichen Nachweisen als Heiler tätig zu sein. Die Medizin muss sich wieder auf ihre eigentlichen Inhalte, den einzelnen Menschen und seine oftmals geäußerten Bedürfnisse nach Betrachtung und Behandlung des ganzen Menschen mit all seinen Gefühlen, seinen Freuden, Befürchtungen und Hoffnungen besinnen. Daran sollten wir uns orientieren.

An einer Leitlinie hierfür fehlt es nicht. Ich meine damit nicht das unüberschaubare Leitlinienregelwerk der Schulmedizin, das weder den leidenden Patienten, noch dem um Heilung bemühten Arzt gerecht wird.

Ich meine vielmehr den Satz, der sich an Hippokrates' zweieinhalb tausend Jahre alte Lehren anlehnt:

„Medicus curat, natura sanat."

Zu Deutsch: „Der Arzt behandelt, die Natur heilt."

Anders ausgedrückt: Die Behandlung des Arztes soll die Fähigkeiten und den Willen des Patienten unterstützen, wieder gesund zu werden. Der Arzt soll also nicht der Gott in Weiß, sondern vielmehr Diener und fest verwurzelter Verbündeter der Natur sein.

Eine **biologische, ganzheitlich ausgerichtete Krebsmedizin** bedeutet also keine Konkurrenz zu den schulmedizinischen Behandlungsverfahren. Sie versteht den Menschen vielmehr als fein vernetzte Einheit von Körper, Geist und Seele und zielt in erster Linie darauf ab, die Selbstheilungskräfte des Körpers zu fördern.

Naturheilverfahren, die wir einbeziehen, können wesentlich zur Krebsbekämpfung, aber auch zur Linderung von Beschwerden und Nebenwirkungen beitragen. Solche Verfahren fördern und erfordern auch die Eigeninitiative und Eigenverantwortung der Patienten und können auf diese Weise Gefühle von Ohnmacht und Angst vermindern, die mit einer Krebserkrankung fast immer einhergehen.

Jedenfalls steht eines fest: Ein falscher schulmedizinischer Therapieversuch kann die natürlichen Heilkräfte des Patienten schwächen oder sogar ganz außer Kraft setzen. Ein ergänzendes Therapieverfahren hingegen kann bewirken, dass konventionelle Krebstherapien besser vertragen werden, dass wegen geringerer Nebenwirkungen keine schädlichen Therapiepausen eingelegt werden müssen und, im Idealfall, dass insgesamt die therapeutische Wirksamkeit erheblich gesteigert wird.

5

Alles nur alternative Spinner?

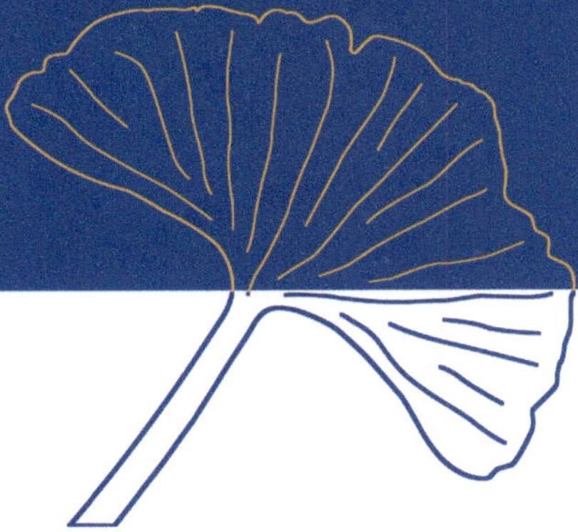

Weshalb wir uns ein Beispiel an der Entwicklung der Krebsbehandlung in den USA nehmen sollten. Warum bis zu 90 Prozent der Tumorpatienten Zuflucht zu Naturheilmethoden suchen. Und weshalb die ganzheitliche Sicht auf den Patienten von allergrößter Wichtigkeit ist.

Alles nur alternative Spinner?

Weshalb wir uns ein Beispiel an der Entwicklung der Krebsbehandlung in den USA nehmen sollten. Warum bis zu 90 Prozent der Tumorpatienten Zuflucht zu Naturheilmethoden suchen. Und weshalb die ganzheitliche Sicht auf den Patienten von allergrößter Wichtigkeit ist.

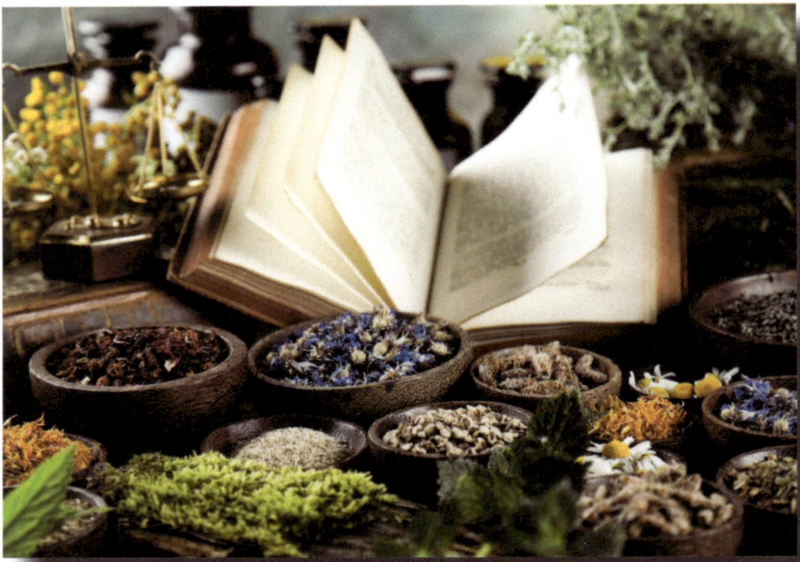

Susanne S. ging es wirklich nicht gut. Sie war damals 51 Jahre, bei ihr wurde im Februar 2011 Brustkrebs diagnostiziert. Zuerst unterzog sie sich einer Chemotherapie, die dem Ziel diente, den Tumor so weit zu verkleinern, dass er besser operiert werden konnte. „Neoadjuvante Therapie" nennt man eine solche Behandlung. Bei der Operation war es notwendig, auch befallene Lymphknoten in der Achselhöhle zu entfernen und eine Brustrekonstruktion vorzunehmen. Ein Jahr lang wurde sie dann mit dem monoklonalen Antikörper Trastuzumab behandelt, schließlich folgte eine Antihormontherapie mit Tamoxifen.

Als sich Susanne S. im Frühjahr 2013 entschloss, sich wegen ihrer zunehmenden Knochen- und Gelenkschmerzen, ihrer dauernden Schlafstörungen und ihrer ständigen bleiernen Müdigkeit in eine komplementäre Therapie zu begeben, murmelte ihr betreuender Schulmediziner kaum hörbar:

„Ach, das sind doch alles nur alternative Spinner."

Ich habe den Fall von Susanne S. mit Spannung verfolgt. Er spielte sich an der Universitätsfrauenklinik Essen ab, wo solche Therapiemaßnahmen unter wissenschaftlicher Begleitung ablaufen. Dort wurde übrigens auch das deutschlandweit erste Projekt „Integrative Onkologie" an der Modelleinrichtung „Klinik für Naturheilkunde und integrative Medizin" des Landes Nordrhein-Westfalen gestartet.

Das Essener Modell hat sich dabei an dem Vorbild des New Yorker „Memorial Sloan Kettering Cancer Center" orientiert, das in den USA eine Vorreiterrolle bei der integrierten Krebsmedizin spielt. Dort werden jährlich bereits mehr als 17.000 Tumorpatienten gemeinsam von Krebsspezialisten und Experten für onkologische Naturheilkunde versorgt.

Susanne S. hatte Glück. Durch die Zusammenarbeit von Schulmedizin und Therapeuten mit unterstützenden Verfahren konnten die schlimmen Beschwerden der Patientin um mehr als die Hälfte verringert werden. Das führte unter anderem dazu, dass die Antihormontherapie nicht abgebrochen werden musste – was den gesamten Therapieerfolg und auch das Überleben von Susanne S. sehr in Frage gestellt hätte.

Im Prinzip wurden bei dieser Patientin die gleichen Therapien angewendet, die in meinen Behandlungsstätten praktiziert werden. Darunter sind keine Behandlungen, die nicht mit wissenschaftlichem Beweis bei Krebserkrankungen hilfreich sind.

Von wegen „alternative Spinner"!

Der am Moskauer Lehrstuhl für integrative Medizin tätige Prof. Dr. Holger Wehner, der im Alltag die „Klinik für integrative Medizin" in Wilhelmshaven leitet, bringt die Sachlage in einem Beitrag für die Zeitschrift „Die Naturheilkunde" genau auf den Punkt: Komplementäre Behandlungen sind seiner Darstellung nach „eine Option, die Prognose zu verbessern. Sie sind häufig geeignet, Leid zu lindern, indem sie Nebenwirkungen reduzieren und Wirkungen anderer Maßnahmen verstärken helfen. So können sie sogar auf die Überlebenszeit Einfluss nehmen."

Prof. Wehner übt im gleichen Beitrag Kritik an der falschen öffentlichen Darstellung der allmächtigen Schulmedizin: „Dem Patienten wird in unverantwortlicher Weise Sicherheit in Form staatlicher ‚Fürsorge' vorgegaukelt. Die Ausdrücke ‚Bevormundung' und ‚Entmündigung' treffen es meiner Ansicht nach besser."

Wehner verweist auf die umfassenden Erfahrungen, die viele der naturheilkundlich versierten Kollegen mit sich bringen. „Die dürfen nicht unterschätzt werden. Erfahrungsheilkunde ist ein scharfes Schwert im Kampf gegen chronische Erkrankungen. Die Beobachtung ist die einfachste und älteste Form wissenschaftlichen Arbeitens. Keiner würde etwas wiederholen, wenn es ständig Misserfolg zeigen würde."

Recht hat er. Ich habe in meiner 25jährigen Tätigkeit als Heilpraktiker für komplementäre Onkologie so manches Verfahren erprobt und als wirksame Methode in mein Standardprogramm aufgenommen. Heute wie damals gilt die Empfehlung des in Würzburg und Berlin tätig gewesenen Begründers der Pathologie, Rudolf Virchow:

„Zuerst die Beobachtung und der Versuch, dann das Denken ohne Autorität, die Prüfung ohne Vorurteil."

Was er damit meint, ist nicht das blinde Anklammern an Leitlinien, sondern die ganzheitliche Sicht des Patienten als Menschen. Er meint auch den Austausch von Erfahrungen unter Kollegen. Prof. Wehner zieht das

Fazit: „Wenn wir uns dann, wie seit Jahrzehnten bewährt, miteinander austauschen und gute Erfahrungen multiplizieren, so tun wir nicht nur Gutes für unsere Patienten, sondern wir leisten den Basisbeitrag für die wissenschaftliche Erforschung der angewendeten therapeutischen Optionen. [...] Werden Sie aktiv für die freie Therapiewahl, sie ist eine der großen Errungenschaften unseres Gesundheitssystems."

Das bringt uns zurück zum Begriff der Freiheit, die vielen Tumorpatienten inzwischen fremd ist. Sie fühlen sich im kalten Behandlungsapparat der onkologischen Kliniken mehr als unfrei, zum Spielball verschiedener Stationen und Therapieeinrichtungen gemacht. Allerdings arbeiten viele mir gleichgesinnte Kollegen daran, dieses zu ändern, den Medizinbetrieb wieder auf ein menschlich wertvolles Zusammenspiel zwischen Ärzten und Patienten zurückzuführen.

Aus diesem Grund sind auch für die komplementäre Onkologie seit 2014 Leitlinien in Arbeit. Laut einem Beitrag der „Arbeitsgemeinschaft der Wissenschaftlichen Medizinischen Fachgesellschaften" (AWMF) ist dies nicht nur wegen des starken Interesses seitens der Patienten erforderlich, sondern auch zur gesundheitlichen Sicherheit dieser Gruppe.

Die AWMF ist der Dachverband von insgesamt 177 medizinischen Fachgesellschaften – neuerdings gehört auch die „Gesellschaft für Phytotherapie" als erste der Vereinigungen für ergänzende Therapien zur Gesellschaft. Die AWMF koordiniert auch alle Leitlinien für Diagnostik und Therapie in der Medizin.

„Bei einigen Tumoren liegt die Nutzerrate (Anm.: von komplementären Behandlungsformen) bei 80 bis über 90 Prozent", heißt es im Beitrag der AWMF. „Dem entgegen steht das geringe Wissen der behandelnden Onkologen zu dem Thema, das damit auch meist fehlende Angebot an wissenschaftlich fundierter Beratung, welches in starkem Kontrast zu einem auch für Experten kaum noch zu überblickenden Angebot in Institutionen, Praxen und Medien steht. Dieses Angebot unterliegt in Deutschland kaum einer Kontrolle im Hinblick auf möglichen Schaden für den Patienten und keiner Kontrolle im Hinblick auf Seriosität. Anzustreben ist eine qualitativ hochwertige Beratung zu oder Behandlung mit komplementären Verfahren."

Es ist nicht zu leugnen: Auf diesem Feld ackern durchaus auch „alternative Spinner", die vorrangig nur den eigenen Profit im Auge haben. Aber diese bieten überwiegend Methoden an, die aus wissenschaftlicher Sicht völlig abzulehnen sind.

Ich selbst bin in der glücklichen Lage und auch dankbar dafür, an den so genannten Tumorboards teilnehmen zu können. So nämlich werden die Tumorkonferenzen genannt, bei denen jeder Tumorpatient von den zuständigen Onkologen, Chirurgen, Strahlentherapeuten, Internisten und Pathologen auf die Behandlungsstrategie und damit die bestmögliche Kombination von Therapien anhand der individuellen Gesundheitssituation des Patienten hin untersucht wird.

In vielen Fällen habe ich dabei die Behandlung um unterstützende und ergänzende Verfahren bereichern können. Denn sehr häufig werden scheinbar nebensächliche Faktoren, wie etwa Nährstoffdefizite, psychische Belastungen oder Schädigungen durch Umweltgifte, zu wenig in die Diskussion mit einbezogen.

Es ist meiner Erfahrung nach zum Beispiel erstaunlich und unbedingt in jede Krebsbehandlung einzubeziehen, wie stark sich etwa psychische Faktoren auf die Verschlimmerung oder Verbesserung von Krebserkrankungen auswirken können. Deshalb beziehen wir in unseren Therapien auch die so genannte Mind-Body-Medizin ein, die auf die Wechselbeziehungen von Körper, Geist und Seele abzielt.

Wie eine umfangreiche Studie ergab, können Depressionen die Sterberate von Tumorpatienten um annähernd 40 Prozent erhöhen. Das liegt unter anderem daran, dass psychische Faktoren die Entartung von Zellen, die Wanderung von Krebszellen im Körper, ihr Eindringen in gesunde Organe oder auch die Bildung von Blutgefäßen zur Versorgung eines Tumors erheblich beeinflussen können: sowohl in positiver, als auch in negativer Hinsicht.

Kein Wunder, wenn sich in einer Auswertung von Dateien des Krankenhauses Meran in Südtirol und der Universitätsklinik Innsbruck zeigte, dass Patienten namhafte Überlebensvorteile haben, wenn sie im Rahmen von Tumorboards betreut werden. Das ist zum Teil auch der Tatsache zu verdanken, dass Patienten, deren Therapie von einem Expertengremium geplant wird, deutlich öfter als andere Patienten eine moderne Strahlentherapie erhalten, bei der eine Bestrahlung erfolgt, die ganz präzise auf den Tumor ausgerichtet ist.

Sie sehen also: keine Spur von „alternativen Spinnern". Es ist wohl überlegt, nachweislich wirksam und immer gut mit dem Zustand des Patienten abgestimmt, was wir tun. Auch wann wir es tun. Und wie wir es tun.

6

Mensch im Mittelpunkt

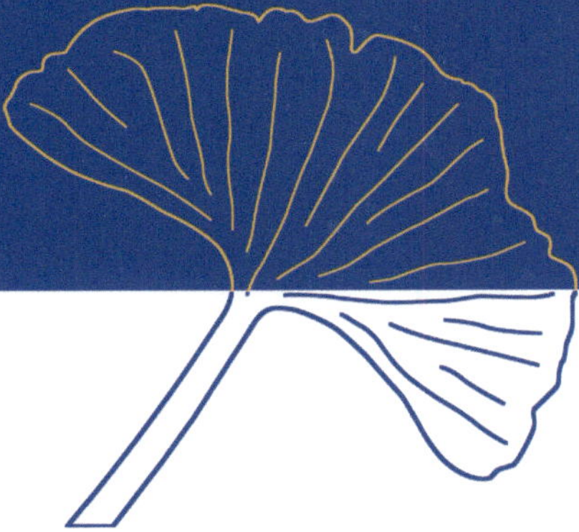

Was jeden Tumorpatienten

vom anderen unterscheidet.

Weshalb der Patient ein Mitspracherecht bei der Festlegung

der Behandlungspläne haben muss. Und was unter dem Begriff

„Komplementäre Onkologie“ wirklich zu verstehen ist.

Mensch im Mittelpunkt

Was jeden Tumorpatienten vom anderen unterscheidet. Weshalb der Patient ein Mitspracherecht bei der Festlegung der Behandlungspläne haben muss. Und was unter dem Begriff „Komplementäre Onkologie“ wirklich zu verstehen ist.

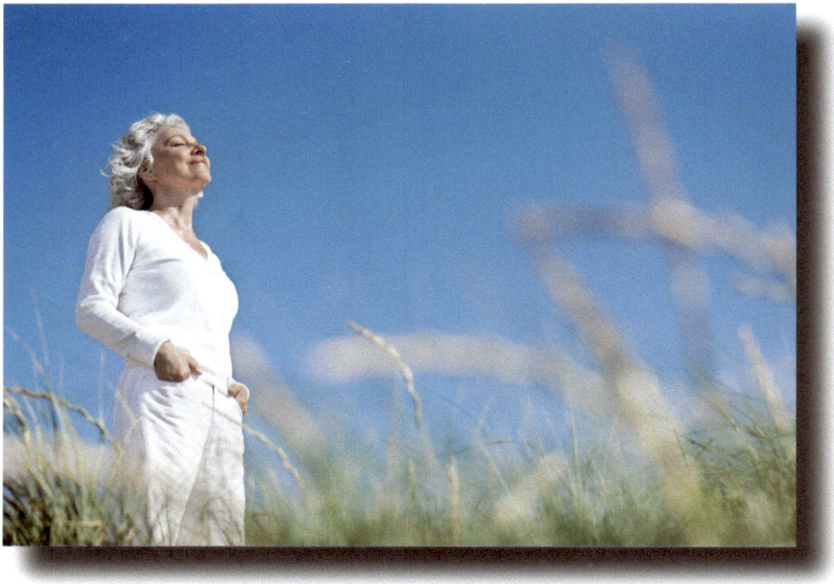

Sie ist eine attraktive, sportliche Dame Ende der Sechziger. Als ich die Brustkrebspatientin Erika W. vor einigen Jahren kennenlernte, war sie „austherapiert“, wie es immer so kühl formuliert wird.

Vermutlich hatte sie in der Klinik jenen Satz gehört, der mir persönlich niemals über die Lippen käme: „Wir können leider nichts mehr für Sie tun.“

Nun hätte man meinen können, sie sei am Boden zerstört, hoffnungslos, deprimiert. Das war sie aber nicht. Sie war vielmehr wütend, zornig. „Wieso eigentlich ich?“, fragte sie. Und: „Was heißt da austherapiert?“

Andere Patienten reagieren ganz anders. Vor allem, wenn sie aus dem üblichen Medizinbetrieb entlassen werden – um nach Hause zu gehen und zu sterben. Manche weinen, andere sind komplett niedergeschlagen, zu keinem Gefühl mehr imstande. Das ist aber nur einer der Punkte, die wir berücksichtigen müssen, wenn Patienten zu uns kommen. Wir müssen auch die Art und die überstandene Dauer der Krankheit sowie deren Fortschritt bedenken, auch fehlgeschlagene Behandlungen. Dazu kommen die familiäre Situation, der Ernährungszustand sowie gelegentlich Begleiterkrankungen wie Depression. Und beachten müssen wir auch, wie die Patienten die Therapien seelisch verkraften.

Denn zu einer erfolgreichen und im Sinne des Patienten hilfreichen Therapie gehören nicht nur die Auswahl der im jeweiligen Fall vielversprechendsten Behandlungen, sondern natürlich ebenso die persönlichen Umstände des Patienten. Vor allem aber bedenken wir alle Faktoren, die es dem Patienten erschweren könnten, das Behandlungsziel zu erreichen. Dabei geht es häufig um Verständnisprobleme oder seelische Belastungen.

Auch wenn Patienten mich gleich nach der Diagnosestellung aufsuchen und sogar aus der Klinik die aufmunternde Nachricht mitbringen, ihre Krebserkrankung sei erfolgreich behandelbar: Selbst dann wird die Krankheit oft erst einmal als Lebensbedrohung wahrgenommen. Es braucht viel Feingefühl, es braucht Geduld. Wir müssen zuhören und trösten, wir müssen Mut machen und Hoffnung geben, damit sich unsere geknickten Patienten innerlich wieder aufrichten und tatkräftig mitmachen bei dem Programm, das wir ihnen anbieten.

Nicht die Krankheit, sondern der Mensch steht bei uns im Mittelpunkt. Damit wäre dann schon ein kleiner, aber wichtiger Teil des Kampfes gegen den Krebs gewonnen.

Denn nur ein Patient, der eine neue gefühlsmäßige Stabilität erreicht, kann seine Krankheit auch positiv verarbeiten. In dem Bemühen um

Stabilisierung gibt es jedoch kein sogenanntes Patentrezept. Jeder Patient ist ein absolutes Individuum. Als solches müssen wir ihn auch betrachten und behandeln. Selbst für denselben Menschen kann es in den verschiedenen Stadien der Krankheit ganz unterschiedliche Methoden der Krankheitsbewältigung geben.

Bei der Brustkrebspatientin Erika W. arbeitete ich damals mit einer Ärztin aus Freiburg zusammen, die ebenso wie ich daran zweifelte, dass man nichts mehr für „austherapierte" Patientinnen tun kann. Offen gestanden wünsche ich mir, dass häufiger als in der Vergangenheit Patienten sofort nach der Diagnosestellung zu uns kämen – bevor noch die Operation, die Strahlenbehandlung oder die Chemotherapie begonnen haben. Es wäre bedeutend einfacher, dann zu helfen. Denn wir sind in der Lage, den oft heftigen Nebenwirkungen solcher Behandlungen gezielt zu begegnen. Und wir lassen natürlich auch die „Austherapierten" nicht im Stich.

Die Freiburger Ärztin und ich zielten damals auf die Behandlung entzündlicher Prozesse im Körper der Patientinnen ab. Wir sind der Ansicht, dass Entzündungen im Organismus die Bildung von Krebserkrankungen erheblich fördern und später auch deren Behandlung oder gar Heilung massiv hemmen. Um es kurz zu machen: Wir behandelten damals mehrere „austherapierte" Patientinnen mit einer Kombination aus Antibiotika, Cortison, biologischen Verfahren und Diclofenac.

Das Ergebnis war verblüffend und bestätigend zugleich: In mehreren Fällen kam es zum Stopp der Erkrankung. Teilweise haben sich sogar walnussgroße Tumoren komplett zurückgebildet. So auch bei Erika W. Sie kommt noch heute zu uns in die Therapie. Denn sie möchte vor allem keinen Rückfall erleben.

Wir haben eine ganze Reihe von Patienten, die uns immer noch aufsuchen, wenn ihr Tumor verschwunden ist und sie gar als „geheilt" gelten. Das liegt unter anderem auch daran, dass wir einem Begriff viel Aufmerksamkeit zuwenden, der in der Fachsprache als „Adhärenz" bezeichnet wird. Unter diesem Begriff, der sich von dem lateinischen Wort für „Anhängen“ oder auch „Anhänglichkeit“ ableitet, versteht man das konsequente Befolgen der ärztlichen Empfehlungen durch den Patienten. Noch vor wenigen Jahren galt das Nichteinhalten solcher Therapieempfehlungen als ausschließlicher und einseitiger Fehler des Patienten. Er nimmt seine Tabletten nicht, also ist er selbst schuld!

Wir sehen das anders. Wenn ein Patient seine Behandlungsanweisungen nicht befolgt, trägt er in den allermeisten Fällen nur eine Teilschuld. Denn vielleicht hat sein Arzt ihm nicht ausführlich und verständlich genug erklärt, weshalb er das alles tun muss. Oder er hat ihm nicht klargemacht, welche Nebenwirkungen dabei auftreten können, und weshalb die Behandlung dennoch fortgesetzt werden muss.

Vielleicht hat ihm der Arzt aber auch nur in wenigen kurzen Sätzen zur Veränderung der Ernährungsgewohnheiten oder zur täglichen Gymnastik geraten, ohne im Detail zu erklären, was eine solche Ernährungsumstellung bewirken und auf welche Weise ihm ein leichtes sportliches Programm bei der Bewältigung der Krankheit helfen könnte. Ein Patient, der seine Therapien, deren Wirkweise und die Zielsetzungen verstanden hat, wird auch meist alles tun, um sie durchzustehen.

Ein Behandlungsplan ist bei uns aber nicht so etwas wie ein gerichtlicher Urteilsspruch in dem Sinne: Tu es, sonst soll es Dir schlecht ergehen! Bei uns wird der Patient einbezogen, er hat Mitspracherecht. Er darf auch sagen, wenn ihm eine Empfehlung nicht passt. Und ich werde ihm vor allem auch niemals ausreden, sich den schulmedizinischen Verfahren zu unterziehen. Im Gegenteil. Wir wenden sogar die nötige Zeit auf, ihm gerade diese Therapien zu erklären, was der Schulmediziner aus Zeitnot vielleicht nur im Telegrammstil fertigbringt. Denn nur, wenn wir unsere Behandlungen mit den klassischen Methoden der Schulmedizin verschränken, dürfen wir auf optimale Therapieergebnisse hoffen.

Das nämlich verstehen wir unter „komplementärer“ oder „integrativer“ Onkologie – also der Ergänzung und gleichzeitigen Einbeziehung unserer Behandlungen in die schulmedizinischen Maßnahmen. Onkologie ist, wie Sie vermutlich wissen, die Wissenschaft, die sich mit Krebs, seiner Entstehung, seinem Fortschritt und den Möglichkeiten seiner Behandlung befasst. Die Kombination beider Therapiemöglichkeiten stellt ganz gewiss auch den Weg in die Zukunft der Krebsmedizin dar.

Vier schulmedizinische Experten, darunter Jutta Hübner von der Deutschen Krebsgesellschaft und Corinna Eschbach vom Uniklinikum Heidelberg, haben sich erst 2017 in der schulmedizinischen Fachzeitschrift „Der Onkologe" kritisch mit der Frage befasst, ob die Komplementäre Onkologie „ein überflüssiges Konzept" darstellt. Dabei wurde auch klargestellt, dass es himmelweite Unterschiede gibt zwischen „komplementären Verfahren" und „alternativer Medizin". Dort heißt es etwa:

„Komplementär bedeutet ergänzend, begleitend und subsumiert Methoden, die auf dem Boden der aktuell gültigen wissenschaftlichen Konzepte der Tumorentwicklung und -therapie stehen und gleichzeitig die Methodik der EBM (Anm.: Evidenzbasierte Medizin, also Behandlung mit wissenschaftlich erwiesenem Wirkungsnachweis) anerkennen und nach ihnen erforscht werden […] Die alternative Medizin lehnt entweder das Konzept der EBM ab oder es handelt sich um Methoden, für die nach EBM-Kriterien die fehlende Wirksamkeit nachgewiesen ist oder der Schaden den Nutzen überwiegt."

Die Verfasser(innen) des Beitrags kommen jedenfalls zu dem Schluss: „Wenn durch die Anwendung von komplementären Methoden die Kontrolle und die Autonomie über die eigene Gesundwerdung gefühlt zurückgewonnen wird, und wenn dies durch den Arzt befördert wird, indem er die Personen in seiner Haltung ernst nimmt, dann ist ein wichtiger Schritt getan, um dadurch die Krankheitsbewältigung zu fördern. Diesem Konzept könnte auch in der modernen Onkologie ein wichtiger Platz zukommen. […] Die sinnvolle Verbindung von Schulmedizin und komplementärer Medizin stellt damit eine ganzheitliche, den Patienten in den Mittelpunkt stellende moderne Verwirklichung einer integrativen Onkologie dar."

Wenn selbst viele Vertreter der Schulmedizin das so sehen, dürfen wir getrost folgende Behauptung aufstellen, die auch in einem Artikel in der

Fachzeitschrift „Die Naturheilkunde“ zu lesen ist: „Die Glaubhaftigkeit der integrativen Onkologie, insbesondere die der Naturheilkunde, beruht längst nicht mehr auf historischer Überlieferung oder bestimmten Weltsichten, sondern auf objektiv überprüfbaren wissenschaftlichen Fakten im Austausch internationaler Forschung.“

Das heißt nicht weniger, als dass der Schulterschluss zwischen Schulmedizin und integrativen Verfahren uns im Kampf gegen den Krebs weiter nach vorne bringen kann.

Erika W. sagte mir damals, als sie erfuhr, dass einer ihrer Tumoren ganz verschwunden war einen Satz, der mich noch heute stolz macht:

„Von wegen austherapiert!“

7

Der Kultur des Heilens verpflichtet

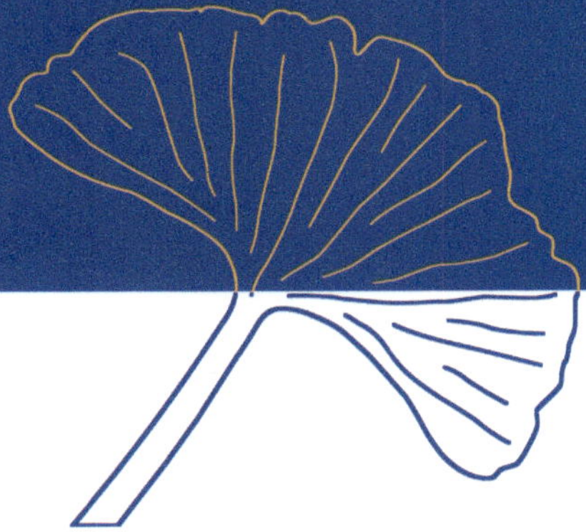

Wie manche Kliniken aus Habgier ihre Patienten quälen. Was heutzutage noch vom Eid des Hippokrates zu halten ist. Und weshalb nur ein völlig aufgeklärter Patient echte Heilungschancen haben kann.

Der Kultur des Heilens verpflichtet

Wie manche Kliniken aus Habgier ihre Patienten quälen. Was heutzutage noch vom Eid des Hippokrates zu halten ist. Und weshalb nur ein völlig aufgeklärter Patient echte Heilungschancen haben kann.

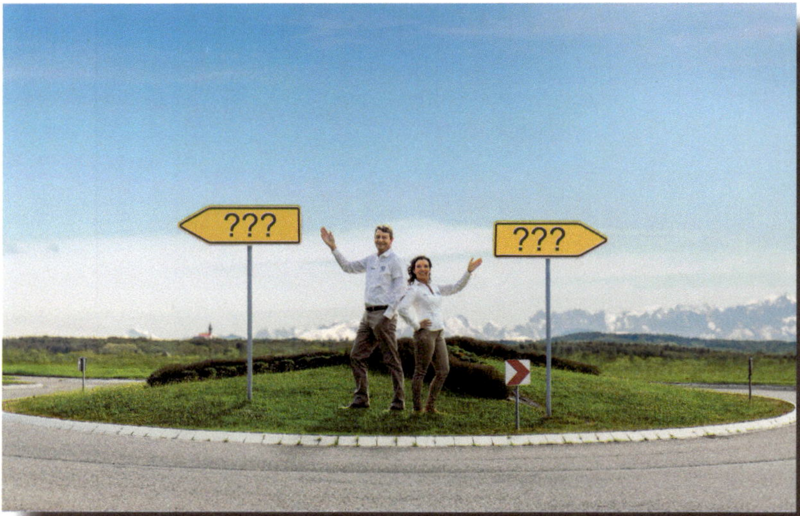

Der Patient liegt im Bett, angeschlossen an eine Beatmungsmaschine. Er hat Lungenkrebs. Kurz nach der Operation traten Kreislaufprobleme auf, die zu der mechanischen Beatmung zwangen. Nun liegt dieser Patient seit 17 Tagen so im Bett. Und es geht ihm inzwischen so gut, dass er auch ohne die künstliche Beatmung wieder zurechtkäme. Aber er wird nicht von der Maschine befreit. Denn wenn er wenigstens 22 Tage daran hängt, kann die Klinik 38.000 Euro mit der Krankenkasse abrechnen. Nach 17 Tagen wären es nur 23.000 Euro, also 15.000 Euro weniger.

Dieses wohlgemerkt theoretische Fallbeispiel und ein paar weitere ähnliche Fälle schildern Freiburger Onkologen in der Fachzeitschrift „Der Onkologe". Damit wollen sie darauf aufmerksam machen, dass der

Schulmedizinbetrieb nicht ganz frei ist von Macken, die an mancher Klinik vermutlich auch der Realität entsprechen. 2003 wurden nämlich Pauschalbeträge für bestimmte Behandlungen eingeführt – um die Kosten im Gesundheitswesen so niedrig wie möglich zu halten und unnötig lange Klinikaufenthalte der Patienten zu vermeiden. Doch sind die Kosten der gesetzlichen Krankenkassen seitdem ganz erheblich gestiegen.

Das geschilderte Beispiel zeige, so erklären die Autoren des Beitrags, „wie groß die Gefahr ist, dass durch die ökonomischen Anreizsysteme ärztliche Therapieentscheidungen nicht mehr nur nach genuin ärztlichen Kriterien erfolgen, sondern zunehmend der ökonomischen Eigenlogik untergeordnet werden. Die Konsequenz wäre dann, dass in derartigen Situationen das Wohl des Patienten dem Wohl des Krankenhauses als Unternehmen eindeutig untergeordnet wird."

Wo bleibt da eigentlich die vielzitierte Kultur des Heilens, die seit dem griechischen Arzt Hippokrates vor zweieinhalb tausend Jahren das Wohl des Patienten grundsätzlich über das Wohl der Zunft der Heiler stellt? Sicher hat jeder schon einmal vom „Eid des Hippokrates" gehört, in dem es heißt: „Meine Verordnungen werde ich treffen zu Nutz und Frommen der Kranken, nach bestem Vermögen und Urteil; ich werde sie bewahren vor Schaden und willkürlichem Unrecht."

Was die meisten Menschen aber nicht gehört haben: Kein Arzt ist in Deutschland tatsächlich verpflichtet, diesen Eid zu leisten. Auch nicht dessen moderne Version, die so genannte „Genfer Deklaration des Weltärztebundes". Darin heißt es u. a.: „Die Gesundheit meines Patienten soll oberstes Gebot meines Handelns sein. […] Ich werde jedem Menschenleben von seinem Beginn an Ehrfurcht entgegenbringen und selbst unter Bedrohung meine ärztliche Kunst nicht in Widerspruch zu den Geboten der Menschlichkeit anwenden. Dies alles verspreche ich feierlich und frei auf meine Ehre."

Auch wenn sie nicht verpflichtet sind, nach ihrer Zulassung als Arzt diesen Eid zu leisten, richten sich die meisten Ärzte dennoch nach diesen ethischen Richtlinien. Denn diese stellen einen Ehrenkodex dar, den ich als Heilpraktiker persönlich jedenfalls immer vor Augen habe. Allerdings gibt es keinen „Klinikadministrator“ oder „Fallpauschalenbeauftragten“ in meiner onkologischen Schwerpunktpraxis in Mannheim oder in unseren anderen Therapieeinrichtungen, der mich mahnen könnte, einen Patienten länger als nötig künstlich zu beatmen, um mehr Geld zu verdienen.

Die Wissenschaftlichkeit allein bewahrt jedenfalls die Ärzte sicherlich nicht davor, ins Fahrwasser der fehlenden Ethik zu treiben. Wie es der Dichter und Nobelpreisträger Hermann Hesse einst formulierte: „Wir lieben die Wissenschaften, ein jeder die seine, und wissen doch, dass die Hingabe an eine Wissenschaft einen Mann nicht unbedingt vor Eigennutz, Laster und Lächerlichkeit zu schützen vermag.“

Auch im Medizinbetrieb nimmt die Befürchtung zu, dass sich der Arzt vom Heiler, der einzig und allein das Wohl seiner Patienten im Auge hat, zum Anbieter von Gesundheitsdienstleistungen wandelt, „der die eigene Person nicht mehr in den Dienst der Patienten stellt.“ So formulierte es zumindest Prof. Hans Helge Bartsch von der Klinik für Tumorbiologie in Freiburg. Er sieht die Entwicklung höchst kritisch: „Nunmehr setzt er sein Wissen und seine Fertigkeiten lediglich für die Gesundheitsindustrie ein. An die Stelle einer personalen Fürsorgebeziehung tritt eine zweckrationale Dienstleistungsbeziehung, bei der es vor allen Dingen um die Einhaltung von Standards geht. [...] Durch die Übernahme ökonomischer Leitgedanken haben wir es zunehmend mit einer Versachlichung, Verrechtlichung und Entpersonalisierung der modernen Medizin zu tun.“

Medizin muss einfach mehr sein als nur eine Dienstleistung. Die Erfüllung von Qualitätsstandards gemäß der Leitlinie und das strikte Beachten finanzieller Vorgaben kann nicht den warmherzigen Umgang mit dem Patienten ersetzen, der sich in einer Welt der Medizinmaschinen, der Krebsindustrie und der Geldzähler hoffnungslos alleingelassen fühlt. Wie Prof. Bartsch sagt, müssen wir zurückfinden zu einer humanen Medizin: „Wie sie von ihren Anfängen her war: Ein Dienst der Sorge um den hilfsbedürftigen Menschen.“

Das Wohl, das Interesse des Patienten ist mir deshalb das höchste Gebot. Das habe ich auch bei den schulmedizinischen Kollegen, mit denen ich zusammenarbeite, nie anders gesehen.

Denn eine Kultur des Heilens braucht neben fachlicher Kompetenz auch Vertrauen, Bereitschaft zur offenen Aussprache und natürlich eine Menge Zeit.

Die widmen wir dem Patienten, der womöglich andernorts durch den Zwang zur Eile im medizinischen Betrieb schon einen Teil seiner Menschenwürde eingebüßt hat. Oder zumindest das Gefühl hat, es sei so. Denn das wäre ebenso schlimm.

Noch vor wenigen Jahrzehnten ließen Ärzte ihre Tumorpatienten über ihre Krankheit ganz bewusst im Unklaren. Die Kranken wussten nicht, woran sie litten, wie ihre Heilungschancen aussahen und erst recht nicht, wie lange sie noch zu leben hatten. Das hat sich glücklicherweise grundlegend geändert.

Wir klären unsere Patienten heute so schonungsvoll wie nur möglich über die Verfahren der Diagnostik und Therapie, der möglichen Alternativen, aber auch der Risiken und denkbaren Folgen auf. Denn schließlich besteht, juristisch gesehen, die Aufklärungspflicht des Arztes und Heilpraktikers in einer ausführlichen und leicht verständlichen Mitteilung über die genannten Faktoren. Deshalb lasse ich das lateinische Fachkauderwelsch, das ich selbstverständlich ebenfalls beherrsche, im Gespräch mit dem Patienten komplett beiseite und bediene mich der deutschen Sprache. Auch der englischen, wenn erforderlich.

Dabei spielt für mich die Wahrheit eine entscheidende Rolle. Früher hieß es immer, wer dem Patienten die Wahrheit sage, verschlechtere dadurch dessen Heilungschancen. Neuere Studien widerlegen diese Behauptung. Zugegeben, bei manchen Patienten kommt es vor allem bei fortgeschrittener Krankheit und schlechten Prognosen auch manchmal zu meist vorübergehenden Depressionen. Doch insgesamt macht erst die der Wahrheit entsprechende, ausführliche Information eine ganzheitliche und Erfolg versprechende Behandlung möglich. So können die Betroffenen die Kontrolle über ihr Leben und ihr Schicksal behalten. Mit begrenzten Informationen oder Teilwahrheiten lässt man den Patienten mit seinen Sorgen und Ängsten und mit seiner Ungewissheit alleine. Wenn man die Wahrheit sagt, bedeutet das nicht gleichzeitig, dass man die Hoffnung zerstört.

Genauso wenig wie eine Heilung von Krebs durch Kampfgeist oder positives Denken erzwungen werden kann, wird die Erfahrung der Wahrheit über den Krankheitszustand zur Verschlechterung der Chancen führen. Fest steht jedenfalls, dass sich positive Stimmungen und Gefühle, die sich auf dem Boden der Wahrheit entwickeln lassen, auch auf körperliche Vorgänge auswirken. Fest steht auch, dass ein bewusster Umgang mit der Krankheit durch den Patienten den Verlauf günstig beeinflussen und im besten Fall das Leben des Patienten verlängern kann.

Der Medizinsoziologe und Stressforscher Aaron Antonovsky hat sich bereits in den siebziger Jahren des 20. Jahrhunderts mit der Frage befasst, welche Faktoren zur Gesunderhaltung und Gesundwerdung des Menschen beitragen. Er stellte damals fest, dass sich selbst Frauen, die den Horror eines Konzentrationslagers überstanden hatten, noch eine gute psychische Gesundheit bewahrt hatten. So lag es für ihn nahe, dass auch Menschen mit einer sehr häufig tödlich endenden chronischen Krankheit die Wahrheit vertragen und Positives aus ihrer Lage entwickeln könnten.

Dem pflichten heute auch viele Schulmediziner bei. Einige – wie etwa Jutta Hübner von der Deutschen Krebsgesellschaft – sind bereits so weit, zu sagen, dass die komplementäre Krebsmedizin auf diesem Feld einen wichtigen Beitrag leisten kann. „Wenn durch die Anwendung von komplementären Methoden die Kontrolle und Autonomie über die eigene Gesundwerdung zurückgewonnen wird, und wenn dies durch den Arzt befördert wird, indem er die Person in seiner Haltung ernst nimmt, dann ist ein wichtiger Schritt getan, um [...] die Krankheitsbewältigung zu fördern. Diesem Konzept könnte auch in der modernen Onkologie ein wichtiger Platz zukommen. Zunehmend wird die aktive Beteiligung des Patienten nicht nur an der Entscheidung, sondern an der Therapie notwendig. Ein solcher Ansatz kann wesentlich zu einem [...] verbesserten Umgang mit Symptomen und Nebenwirkungen beitragen und damit ein wesentlicher Faktor für Lebensqualität und Überleben sein."

Deshalb ermutigen wir unsere Patienten, ihren ganz persönlichen, eigenen Umgang mit der Krankheit zu finden. Sie müssen dabei vielleicht lernen, mit bestimmten Einschränkungen zu leben. Sie müssen vielleicht die schmerzhafte Erfahrung machen, dass Freunde oder sogar Verwandte sich ihnen gegenüber anders als früher verhalten. Und es kann unter Umständen sogar hilfreich sein, wenn Patienten das versuchen, was der Arzt ihnen gegenüber jedoch nie tun sollte: Die eigene Krankheit vorübergehend ausblenden und verleugnen, um besser mit den Ängsten und den seelischen Belastungen, die mit der Krankheit einhergehen, fertig werden zu können.

Bei dieser Zielsetzung ist in jedem Falle eine Verbindung der klassischen Therapiemaßnahmen mit ergänzenden Behandlungen, also einer integrativen Onkologie, von hohem Wert. Ich höre es immer wieder von Patienten, dass sie sich in den Kliniken der Schulmedizin allein gelassen und nicht ausreichend betreut, auch nicht hinlänglich über ihre Krankheit aufgeklärt fühlen. Aber die meisten unserer Behandlungsansätze bedienen ganz bewusst diese Bedürfnisse. Unser Gesundheitsmanagement und unsere psycho-onkologische Betreuung zielen direkt auf diesen Bedarf ab.

Ich biete ein onkologisches Netzwerk an: Regelmäßig stimmen wir unsere Therapieverfahren eng mit den onkologischen Fachkliniken ab. Die Bündelung von onkologischer Fachkompetenz ermöglicht es unseren Patienten, den größtmöglichen therapeutischen Nutzen aus Universitätsmedizin und biologischen Heilverfahren zu ziehen. Darüber hinaus pflegen wir enge Kontakte und den Austausch mit weiteren niedergelassenen Fachärzten im onkologischen Bereich – zur Sicherstellung einer umfassenden und ganzheitlichen Betreuung unserer Tumorpatienten.

8

Das Klima, in dem Krebs entsteht

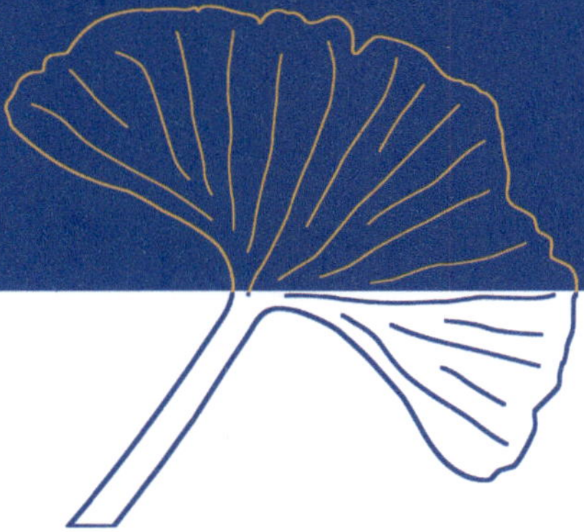

Warum Krebs oft sehr viele verschiedene Ursachen haben kann. Weshalb sich Tumorpatienten nie selbst schuldig an ihrer Krankheit fühlen sollten. Und welche Strategien Tumoren benutzen, um sich gefahrlos ausbreiten zu können.

Das Klima, in dem Krebs entsteht

Warum Krebs oft sehr viele verschiedene Ursachen haben kann. Weshalb sich Tumorpatienten nie selbst schuldig an ihrer Krankheit fühlen sollten. Und welche Strategien Tumoren benutzen, um sich gefahrlos ausbreiten zu können.

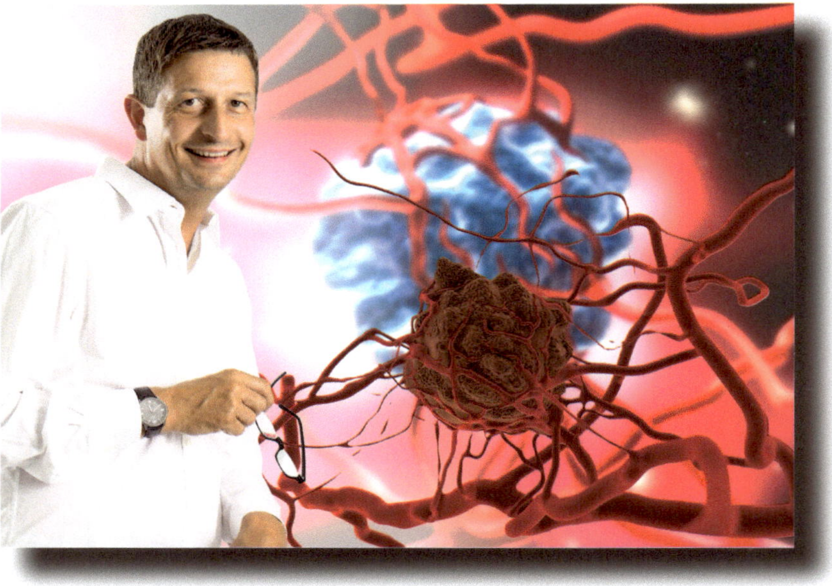

Er hatte eine Kehlkopfdeckelentzündung. Die Ärzte taten, was sie konnten. Aber sie wussten offenbar nicht so recht, was sie da taten. Sie nahmen nämlich dem 67jährigen Patienten per Aderlass eineinhalb Liter Blut ab, setzten ihm außerdem noch Blutegel auf die Haut und gaben ihm starke Abführmittel. So starb der allererste Präsident der Vereinigten Staaten, George Washington. Weil die Ärzte nicht die Infektion des Kehlkopfes behandelten, sondern weil sie einfach das taten, was damals am Ende des 18. Jahrhunderts alle Ärzte taten.

Heute ist die Medizin da ein ganzes Stück weiter. Denn die Ärzte wissen, dass eine Krankheit erst einmal verstanden werden muss, bevor sie erfolgreich behandelt werden kann. Lassen Sie sich also schildern, wie Krebs entsteht, dann werden Sie auch besser verstehen, weshalb so unterschiedliche Behandlungsschritte vorgenommen werden. Sie werden auch sehen, dass Krebs oftmals eine Vielzahl von Ursachen haben kann. Und außerdem sollen Sie hier vor allem das peinigende Schuldgefühl loswerden, Sie seien selbst schuld an Ihrer Krebserkrankung.

Eine kleine Teilschuld trifft vermutlich jeden Patienten, der jahrzehntelang zu gut gegessen, zu viel Alkohol getrunken, zu viel Stress erlebt und zu wenig Sport getrieben hat. Aber das ist nicht das Entscheidende. Denn andere haben das Gleiche getan und sind vom Krebs verschont geblieben. Entscheidend für die Entstehung der Krankheit sind gewöhnlich auch nicht die Erbanlagen. Denn bei nur etwa fünf Prozent der Krebserkrankungen spielen die von den Eltern ererbten Gene eine wirklich wichtige Rolle.

Was letztlich entscheidend ist, kann von Patient zu Patient völlig unterschiedlich sein. „95 Prozent aller Fälle sind das Ergebnis von purem Zufall oder vermeidbaren Risikofaktoren", schreibt Prof. Lauterbach. Diese 95 Prozent „sind zwar genetische Erkrankungen, werden aber im strengen Sinne nicht vererbt. Durch den Alterungsprozess und Teilungsunfälle – verstärkt durch Risikofaktoren – mutieren die betroffenen Gene erst nach der Geburt."

Das Alter spielt wohlgemerkt eine ganz wichtige Rolle. Es heißt sogar, wir Menschen würden alle an Krebs sterben, wenn wir nur lange genug leben würden. Denn bestimmte Vorgänge im Stoffwechsel, Mechanismen der Zellreparatur und der Vorrat an Abwehrzellen im menschlichen Körper lassen mit dem Alter zusehends nach. Allerdings sind bei manchen Patienten solche Voraussetzungen auch schon in früheren Jahren gegeben. Diese Voraussetzungen aber sind es, die das Klima schaffen, in dem Krebs gedeiht.

Ähnlich wie bestimmte Pflanzen nur im Schatten, nur in südlichen Gefilden oder in Gewässern wachsen können, gibt es auch so etwas wie ein „Klima für Krebs". Das setzt sich für jeden Menschen individuell aus vielen einzelnen und oft sehr unterschiedlichen Faktoren zusammen. Seele und Geist, Belastungen im Beruf und in der Familie, Schicksalsschläge und fehlender Lebenssinn haben dabei eine ebenso gewichtige Bedeutung wie krebserregende Umweltgifte, die Ernährung, die Belastung durch Genussgifte und mangelnde sportliche Aktivität. Der britische Krebsspezialist Mel Greaves hat es so ausgedrückt:

***„Es sind die ungesunden Lebensgewohnheiten.
Es sind die erbarmungslosen Chefs.
Es sind die schlechten Gene. Es ist einfach Pech."***

Aber was passiert da eigentlich, wenn Zellen zu wuchern beginnen und sich unaufhaltsam vermehren? Der amerikanische Krebsmediziner Siddharta Mukherjee, der für sein Buch „Der König aller Krankheiten" sogar den Pulitzer-Preis erhielt, hat die Krebsentstehung ebenso anschaulich beschrieben wie Prof. Karl Lauterbach in seinem Buch „Die Krebs-Industrie". Da muss man zunächst einmal sagen, dass Krebs in vielen Formen auftritt, etwa als Blutkrebs in Form von Leukämie oder als Krebs der roten Blutkörperchen. Das ist sozusagen die flüssige Variante von Krebs. Er kann aber auch die Lunge, die Leber, die Brust der Frau oder die Eierstöcke, die Prostata der Männer, das Gehirn, die Knochen, den Darm, den Magen oder die Mundhöhle befallen. Wenn fest umrissene Geschwulste auftreten, sprechen Mediziner von „soliden Tumoren". Krebs kann nach der Diagnose schnell oder langsam wachsen. Es gibt Krebsarten, die sehr stark dazu neigen, Tochtertumoren – also Metastasen – zu bilden; andere tun das eher selten. Und doch ist bei aller Verschiedenheit bestimmter Eigenschaften die Krankheit immer im Grunde die gleiche.

Und das ist ein entscheidender Punkt. Die Onkologie, also die Krebsmedizin, hat sich zu lange mit den Fragen befasst, was die einzelnen Krebsformen unterscheidet, und wie man diesen deshalb besser begegnen kann. Das hat zweifelsohne zu deutlichen Erfolgen geführt. Aber dennoch stehen wir im Kampf gegen den Krebs eigentlich immer noch am Anfang. Es ist an der Zeit, vor allem den Gemeinsamkeiten aller

Krebsarten auf die Spur zu kommen, um einen Basisansatz für die erfolgreiche Bekämpfung zu finden.

Dafür werfen wir einen Blick auf die menschliche Zelle, wovon wir rund hundert Billionen besitzen. „Leider reicht eine einzige [...] im Körper aus, um Krebs entstehen zu lassen," schreibt Prof. Lauterbach. Und Mukherjee ergänzt: „Fast jeder bekannte Krebs stammt von einer einzigen, veränderten Zelle ab, die, nachdem sie die Fähigkeit zu unbegrenzter Zellteilung erworben hat, eine unbegrenzte Zahl von Nachkommen erzeugt. [...] So drückt uns der Krebs den Lebensatem ab, indem er unseren Körper mit zu vielen Zellen füllt."

Auf die Fähigkeit zu unbegrenzter Zellteilung also kommt es an. Diese Eigenschaft haben unsere restlichen Zellen nämlich nicht. Abgesehen von Schleimhaut, Haut- und Haarzellen teilen sich unsere Zellen nur relativ selten. Und auch nur, wenn sie durch Verschleiß oder Verletzung dazu angeregt werden. „Im gesunden Gewebe ist dieser Prozess bestens geregelt", erklärt Dr. Mukherjee. „Das Wachstum wird von bestimmten Signalen ausgelöst und von anderen Signalen wieder gestoppt. Beim Krebs entstehen durch ungehemmtes Wachstum ungezählte Generationen von Zellen."

Damit solche Vorgänge in kontrollierter und gesunder Weise ablaufen, beherbergt jede gesunde menschliche Zelle mehr als 20.000 Erbinformationen, auch Gene genannt. Wenn Zellen als sogenannte Stammzellen aus dem Knochenmark abgegeben werden, sorgen diese Gene dafür, dass sich die Zelle spezialisiert, zum Beispiel als Zelle der Leber, des Magens oder des Darms. Deshalb sind auch nicht immer alle diese Gene aktiv, sondern stets nur die, die für die Funktion des betreffenden Organs gebraucht werden.

Nur einige hundert jener Gene regeln die Zellteilung, wenn diese für Wachstum oder Erneuerung erforderlich wird. Bei diesem Vorgang können Gene aber beschädigt werden, etwa weil dabei versehentlich der Sitz von Erbinformationen vertauscht wird. Das passiert vermutlich rund um die Uhr immer wieder. Solche Zellen werden normalerweise vom Immunsystem erkannt und repariert. Kann dies nicht geschehen, werden sie entweder vernichtet oder durch ein biologisches Signal dazu gebracht, Selbstmord zu begehen. Das ist ähnlich wie einst in der Türkei, wo unliebsam gewordene Mitmenschen die seidene Schnur überreicht bekamen – als Zeichen dafür, dass sie Selbstmord zu begehen hatten. Der durch „Unterdrücker-Gene" veranlasste Selbstmord von missratenen Zellen wird übrigens als „Apoptose" bezeichnet.

Es kommt jedoch immer wieder vor, dass die Reparatur beschädigter Zellen misslingt, und dass auch das Signal zum Selbstmord der Zelle nicht funktioniert. Dann bedeutet das die Entstehung einer Krebszelle, die nun die Eigenschaft hat, sich selbst immer wieder zu teilen, denn sie hört nicht auf etwaige Reparatursignale. Ebenso wenig kann sie zum Selbstmord getrieben werden. Und schließlich ist sie auch äußerlich durch ihr gesundes Aussehen von gesunden Zellen nicht zu unterscheiden. Also kann sie vom Immunsystem schwerlich als schädlicher Fremdkörper erkannt und dementsprechend beseitigt werden.

So entstehen in kurzer Zeit immer mehr Zellen, die sich allmählich zum Tumor ballen und so lange weiterwachsen, „bis er den Körper, in dem er entstanden ist, getötet hat", schreibt Prof. Lauterbach. Und weiter: „Wenn der Krebs erst einmal voll ausgeprägt ist und schnell wächst, kann er [...] in Laboren weiterleben, selbst wenn er den Menschen [...] schon längst getötet hat."

Auch wenn sich die Zellen massenhaft vermehren, dauert es lange, oft Jahre oder Jahrzehnte, bis ein Tumor festgestellt werden kann. Nach Schätzung der Onkologen besteht ein Lungenkrebs, der bei der Entdeckung fünf Millimeter Durchmesser aufweist, bereits seit 15 Jahren. Das Schlimmste dabei ist, dass sich Krebszellen durch einen biologischen Trick sozusagen unsterblich machen können. Sie aktivieren im Zellkern ein Enzym, das durch eine Art Schutzkappe vor Verschleiß bewahrt wird. Dieses Enzym ist ansonsten nur in bestimmten Zellen aktiv, beispielsweise in den Knochenmarkzellen. Das Telomerase genannte Enzym befähigt die Krebszelle, sich unbegrenzt zu teilen und so zu vermehren.

Die Schutzkappe sorgt in der Krebszelle dafür, dass sich die Zelle immer wieder ungehindert teilen kann, ohne dabei beschädigt zu werden. Auch gesunde Zellen besitzen solche Schutzhüllen, die jedoch mit dem Alter und unter der Einwirkung von Umweltfaktoren oder ungesunder Ernährung immer mehr geschädigt werden. Je stärker diese Schutzhülle geschädigt ist, desto weniger Kraft hat die Zelle, sich zu teilen. Sport und gesunde Ernährung, optimale Stressbewältigung und Abstinenz von Genussgiften wie Alkohol und Rauchen können die Schutzhüllen lange Zeit stark halten und sozusagen den Alterungsprozess unserer Zellen abbremsen. Jedenfalls gilt: Je schwächer die Schutzhüllen der gesunden Zellen, desto schneller triumphieren die „unsterblichen" Krebszellen.

Früher vertraten Wissenschaftler die Ansicht, dass die verschiedenen Krebsarten auch durch ganz unterschiedliche Ursachen entstehen. Der eine Krebs durch Viren, der andere durch Autoabgase, der dritte durch Erbfaktoren. Inzwischen ist eines klar: Niemand weiß ganz genau, weshalb Zellen bei der Erneuerung schadhafte und nicht zu reparierende Gene aufweisen. Deshalb ist es auch Unsinn, von „Krebspersönlichkeiten" zu reden, bei denen bevorzugt Krebs auftritt. Denn auch wenn Risikofaktoren wie Rauchen oder Alkohol gänzlich fehlen, kann es zur Schädigung von Genen kommen, die eine gesunde Zelle zur Krebszelle werden lässt.

Hier liegt übrigens der Ansatz neuerer gezielter Krebstherapien. Prof. Lauterbach: „Setzt man Medikamente ein, die wichtige mutierte Onko- oder defekte Supressor-Gene blockieren, wächst der Krebs langsamer oder gar nicht mehr." Während bei der Chemotherapie oder bei der Bestrahlung neben den Krebszellen auch viele gesunde Zellen geschädigt werden, besteht bei der gezielten Therapie die Absicht, ausschließlich Krebszellen zu treffen und zu vernichten. Entsprechend geringer bleiben dabei natürlich auch die Nebenwirkungen.

Solche gezielte Therapie kann man zum Beispiel durch Medikamente erreichen. Es gibt aber auch andere Verfahren. Etwa durch Anwendung der Lokalen Hyperthermie, die auch zu meinen wichtigsten Therapien zählt.

Durch die Erwärmung nämlich verändern sich vor allem die Oberflächen der ansonsten perfekt getarnten Krebszellen, indem sich darauf so genannte Hitzeschockproteine bilden. Nun kann man gezielt das Abwehrsystem darauf ansetzen, solche Zellen zu erkennen und zu vernichten. Deshalb halte ich diese Stärkung des Immunsystems in Kombination mit der Lokalen Hyperthermie für einen der wichtigsten Meilensteine in der modernen Entwicklung der Krebsbehandlung.

Der Tumor hat aber noch eine heimtückische Fähigkeit, die ihm das Leben erleichtert. Man könnte ihn dabei mit Hausbesetzern vergleichen, die abbruchreife Wohnungen in Beschlag nehmen und das öffentliche Stromnetz illegal anzapfen, um kostenlos kochen und heizen zu können: Der Tumor verschafft sich seine eigene Blutversorgung, indem er den Kreislauf anzapft, um mit allen wichtigen Nährstoffen beliefert zu werden, die er zum Leben braucht. Auf gleichem Wege wird er die Abfallstoffe los, die sein Stoffwechsel produziert. Und schließlich nutzt er die Blutgefäße, die ihn versorgen, auch zur Ausbreitung von Metastasen.

Der Tumor lebt also wie ein Alien im Menschen – auf dessen Kosten und zu dessen Schaden. Auch für die Anlage der Blutgefäße, was fachspezifisch „Angiogenese" genannt wird, nutzen Tumorzellen bestimmte Gene, wie sie auch in anderen Zellen vorhanden sind. Man nennt diese Angiogenesegene.

Allerdings ist die Unterdrückung der Bildung solcher Gefäße durch Medikamente bisher noch kein Erfolg versprechender Therapieansatz, weil sich gezeigt hat, dass der bedrohte Tumor bei Hemmung der Angiogenese umso wütender in das ihn umgebende Gewebe einwächst, um dort möglichst Blutgefäße anzuzapfen. Unter Umständen setzt er dabei auch mit aller verfügbaren Kraft Zellen für die Bildung von Metastasen frei.

Prof. Lauterbach setzt die Angiogenese des Tumors mit einem „Lebewesen im Lebewesen" gleich: „Solange der Mensch, in dem er wächst, lebt, bezieht er Nahrung und Sauerstoff über das Leitungssystem der eigenen Blutgefäße. Sein Inneres gleicht einem Labor, da er mit jeder Zellteilung nicht nur wächst, sondern neue mutierte Gene produziert, die ihm beim

Kampf gegen die körpereigene Abwehr und gegen die Therapie helfen. Damit gleicht seine Entwicklung einer Evolution im Menschen selbst".

Diese letzte Feststellung trifft auch auf eine Eigenschaft zu, die den entstehenden Metastasen innewohnt. Diese entwickeln sich in einer besonders raffinierten Art und Weise. Denn die Zellen der Tochtergeschwulst nehmen komplett die Gene des Organs an, in dem sie sich ansiedeln. Es handelt sich dann um eine völlig neue Krebsart. Bei Brustkrebs sind beispielsweise besonders häufig die Lymphknoten der Achselhöhle betroffen, bei Lungenkrebs oft das Gehirn – jeweils ein Körperteil, das über das Blutversorgungssystem des Tumors besonders leicht zugänglich ist. Zu einem späteren Zeitpunkt sendet die Metastase ihrerseits Tumorzellen in die Blutbahn. So entsteht ein dritter Tumor, der wiederum die Gene des Organs aktiviert, das er befallen hat. So erklärt sich auch, weshalb viele Patienten eher an den Folgen der Metastasen und seltener an denen ihres allerersten Tumors sterben.

9

Tarnen und täuschen

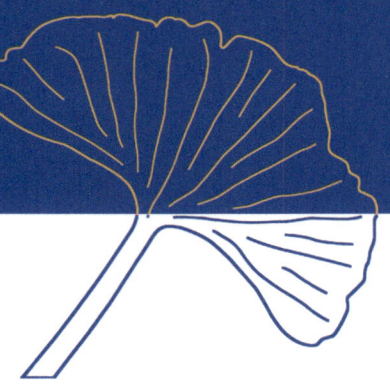

Wie das Immunsystem des

Menschen den Krebs abwehrt.

Was in Körperzellen passiert, wenn sie entarten. Und wie

Krebszellen unsere Immunabwehr blind machen können.

Tarnen und täuschen

Wie das Immunsystem des Menschen den Krebs abwehrt. Was in Körperzellen passiert, wenn sie entarten. Und wie Krebszellen unsere Immunabwehr blind machen können.

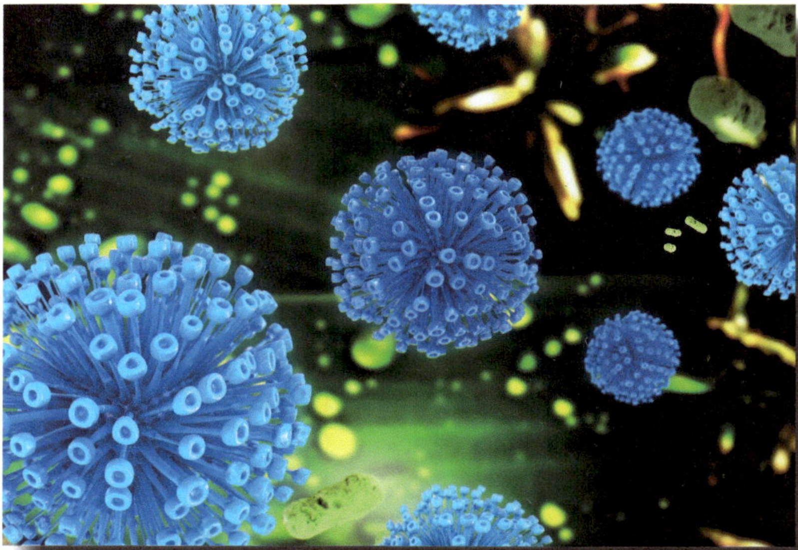

„Was habe ich denn nur falsch gemacht?", fragte mich Rosi K., 64, als sie zu mir in die Behandlung kam. Eine attraktive Frau, Gymnasiallehrerin, dunkelhaarig, schlank und sportlich. Aber sie hatte Darmkrebs. Sie war eine begeisterte Bergwanderin, im Winter machte sie dreimal pro Woche Skilanglauf. Sie ernährte sich gesund und vielseitig.

Gut, ihr Beruf brachte einigen Stress mit sich. Aber war das ein Grund, an Darmkrebs zu erkranken?

Nein, sagte ich zu ihr. Denn Krebs ist keine Strafe für Verfehlungen im Leben, sondern oft nur ein tragischer Zufall. Ich erklärte damals Rosi

K., in welcher Art und Weise das Abwehrsystem von der Krebserkrankung unterlaufen wird.

Ich zitierte dabei Prof. Frank Gansauge von den LDG-Laboratories, mit dem ich bei der so genannten Tumorimpfung meiner Patienten zusammenarbeite: „Das Immunsystem ist unser körpereigenes Abwehrsystem gegen schädigende Erreger, wie zum Beispiel Bakterien, Pilze und Viren, aber auch gegen Zellen, die entartet sind und sich unkontrolliert teilen. Jeden Tag in unserem Leben entstehen etwa acht bösartige Zellwucherungen im Körper. Trotzdem kommt im Durchschnitt, umgerechnet auf 200 Lebensjahre, nur eine Krebserkrankung."

Das muss man sich einmal vorstellen! Es ist natürlich eine Durchschnittszahl. Denn keiner lebt 200 Jahre. Rechnet man das aber auf 200 Jahre hoch, dann bedeutet es: Erst wenn also 584.000 bösartige Zellbildungen aufgetreten und vom Abwehrsystem erfolgreich beseitigt worden sind, entsteht ein einziger Krebs. Das liegt daran, dass ein normal funktionierendes menschliches Abwehrsystem sehr wohl die entarteten Zellen erkennt und vernichtet. Es ist auch tatsächlich so, dass Personen mit einem überdurchschnittlich guten oder normalen Immunsystem um 40 Prozent weniger gefährdet sind, Krebs zu entwickeln als Menschen mit geschädigtem oder geschwächtem Abwehrsystem.

Umgekehrt ist aber eine „gesunde Lebensweise" allein durchaus keine Garantie, frei von Krebs zu bleiben. Davon soll dieses Kapitel etwas ausführlicher berichten.

Zunächst will ich ein paar Dinge erläutern, die viele Patienten immer wieder erleben, die sie aber noch nicht richtig verstehen und zuordnen können. Die Zellen des Immunsystems werden in unterschiedlichen Organen gebildet, wonach sie auch ihre Bezeichnung erhalten. **T**-Zellen zum Beispiel stammen aus dem **T**hymus, der Wachstumsdrüse. **B**-Zellen wiederum werden im Knochenmark (**B**one-Marrow) gebildet. Von dort wandern sie über die Blut- oder die Lymphbahnen in alle Organe und Gewebe des Organismus. Wichtige Regionen der Abwehr sind dabei die Lymphknoten, die Milz, die Mandeln und die Schleimhäute, vor allem jene des Darms, wo sich besonders viele Immunzellen versammeln. Das sind sozusagen die Frontkämpfer unseres Immunsystems.

T-Zellen sind in der Lage, geschädigte oder von Viren befallene Zellen, also auch Krebszellen, zu zerstören. Die T-Helferzellen, sie heißen so, weil sie nur als Spürhunde dienen: Sie spüren Tumorzellen auf und präsentieren sie den T-Zellen. B-Zellen sind so etwas wie die „Steckbrief-Zellen" des Abwehrsystems. Sie bilden sogenannte Antikörper, also Steckbriefe, die jeweils für ganz bestimmte Krankheiten oder Störungen typisch sind, damit solche Zellen sofort erkannt und beseitigt werden können. Sie sind es auch, die oft lebenslangen Schutz vor überstandenen Krankheiten bewirken.

Das eigentliche Problem der Abwehr besteht nun darin, dass die Krebszellen unterschiedliche Strategien entwickeln können, um sich zu tarnen und das Immunsystem zu täuschen. Man muss dazu wissen, dass die Erkennungszellen des Abwehrsystems (also die T- und B-Zellen) rund um die Uhr im Körper patrouillieren, immer auf der Suche nach „fremden", „kranken" oder „geschädigten" Zellen oder Eindringlingen. Stoßen sie dabei auf solche Zellen, werden diese markiert, damit bestimmte „Vollstrecker-Zellen" sie erkennen und mit ihnen aufräumen können.

Nun sind Tumorzellen zwar körpereigen, sie unterscheiden sich normalerweise aber von gesunden Körperzellen durch bestimmte Veränderungen. Anders wäre es ja nicht zu verstehen, dass 584.000 Krebszellen vernichtet werden können, bevor sich eine weitere zur Krebserkrankung entwickelt. Allerdings haben Tumorzellen die Fähigkeit gefunden, sich sozusagen zu schminken, damit ihre typischen Zeichen nicht mehr von den Abwehrzellen erkannt werden können. Sie machen das Immunsystem gewissermaßen blind. Andere Krebszellen wiederum können durch die Ausschüttung von Botenstoffen ihre Verfolger regelrecht lähmen. Sie werden dann zwar erkannt, können aber nicht bekämpft werden. Im schlimmsten Fall kommen bei Krebszellen sogar beide Eigenschaften zusammen: Dann werden sie nicht einmal erkannt, lähmen aber die Abwehr.

So ist es auch zu verstehen, wenn die Medizin gerade das Immunsystem aufs Korn nimmt, um gezielte Strategien gegen die Krebserkrankung zu entwickeln. Bei einigen der rund 300 inzwischen bekannten Krebsarten ist das sogar bereits gelungen. Bei anderen arbeiten Wissenschaftler mit Hochdruck daran. Eine wirksame und erstaunliche Methode, die wir in meinen Therapieeinrichtungen anwenden, will ich im nächsten Kapitel schildern.

Nach all dem kann ich jedenfalls sagen, dass nicht grundsätzlich das Immunsystem versagt hat, wenn es zu einer Krebserkrankung kommt. Das Abwehrsystem war dann auch nicht zu schwach, die Tumorzellen zu bekämpfen. Vielmehr hat der Krebs sich getarnt. Das Abwehrsystem wurde getäuscht.

Rosi K. strahlte mich an. Sie war dankbar dafür, dass ich ihr diese Informationen geben konnte. „Jetzt habe ich kein schlechtes Gewissen mehr. Ich dachte schon, ich sei selbst schuld an meinem Krebs."

10

Wie Entzündungen dem Krebs einheizen

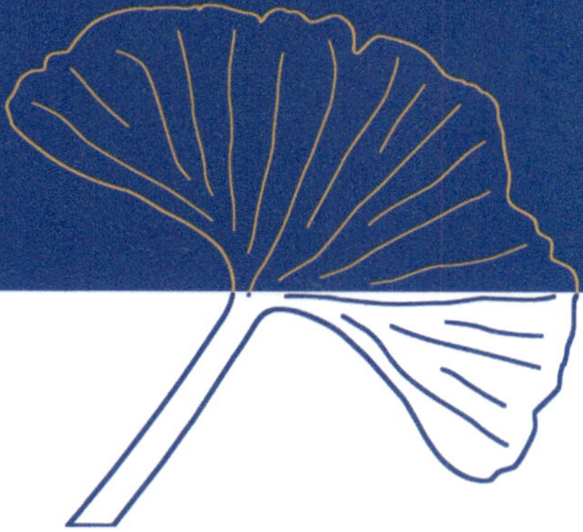

Weshalb Krebs so alt ist wie die Menschheit. Warum heutzutage aber geradezu eine Epidemie von Krebs im Gange ist. Und welche Rolle chronische Entzündungen im Körper bei der Entwicklung von Krebserkrankungen spielen.

Wie Entzündungen dem Krebs einheizen

Weshalb Krebs so alt ist wie die Menschheit. Warum heutzutage aber geradezu eine Epidemie von Krebs im Gange ist. Und welche Rolle chronische Entzündungen im Körper bei der Entwicklung von Krebserkrankungen spielen.

Es war der ägyptische Arzt Imhotep, der uns vor rund 4600 Jahren eine Beschreibung von Brustkrebs auf Papyrus hinterließ. Seine Schilderung der Krankheit lässt kaum einen Zweifel daran, dass er diesen Krebs beschrieb. Er spricht von „geschwollenen Massen der Brust", die sich über den Oberkörper ausgebreitet haben. Wenn man die Hand darauflegt, stellt man fest, „dass sie sehr kühl sind, weil keinerlei Fieber darin ist." Diese Massen sind „nicht gekörnt, enthalten keine Flüssigkeit, entlassen keine Körpersäfte, wölben sich aber deiner Hand entgegen." Über die mögliche Behandlung sagt Imhotep: „Es gibt keine."

Auch bei der Untersuchung von Mumien und ausgegrabenen Skeletten haben Spezialisten deutliche Spuren von Krebs gefunden. „Bei manchen Skeletten waren Schädel oder Schulterknochen übersät von den winzigen Löchern, die metastasierender Haut- oder Brustkrebs verursacht", erzählt Dr. Mukherjee. Vor 100 Jahren fand ein Archäologenteam in den Katakomben von Alexandria in Ägypten eine zweitausendjährige ägyptische Mumie, bei der ein Tumor den Beckenknochen angegriffen hatte. Also wissen wir: Krebs ist so alt wie die Menschheit.

Deshalb ist auch sein Name so alt: Fast 500 Jahre vor Christus taufte bereits der griechische Arzt Hippokrates die Krankheit „karkinos" (heute: Karzinom). Das Wort meint tatsächlich das Krustentier Krebs. Denn bei der Untersuchung eines Falles von Brustkrebs hatte die Form des Tumors den Arzt „an einen Krebs mit Scheren" erinnert. In der Bezeichnung für die Krebswissenschaft finden wir ein weiteres altgriechisches Wort: „Onkos" ist der Begriff für eine Anschwellung oder Last, die der

Körper zu tragen hat – daraus wurde die moderne Krebswissenschaft, die Fachrichtung Onkologie.

Aber warum häufen sich die Fälle heutzutage so dramatisch? Mukherjee erklärt das ganz einfach: „In den meisten antiken Gesellschaften lebten die Menschen einfach nicht lang genug, um an Krebs zu erkranken, sie wurden schon vorher von Schwindsucht, Ödemen, Cholera, Pest, Pocken, Lepra oder Lungenentzündung dahingerafft." Diese Krankheiten hat die Menschheit dank der erfolgreichen modernen Medizin ganz gut im Griff. Die Lebenserwartung hat sich um Jahrzehnte erhöht: seit 1900 immerhin um rund sechsundzwanzig Jahre. Und der Anteil der Menschen über sechzig hat sich nahezu verdoppelt. Dem Krebs sind also Tür und Tor geöffnet.

Was hat man in der Vergangenheit nicht alles versucht, den Krebs zu bekämpfen! Seit etlichen Jahrhunderten werden Tumoren operiert, andere Therapeuten setzten auf Arzneien wie Brechwurz oder Sennesblätter, auf Abführmittel und Blutreinigungstees. Selbst Arsenextrakt und Bleitinktur wurden angewendet. Extreme Mittel wie gemahlenes Elfenbein, zerriebene Augen von Krebsen, Eberzähne oder zermahlene Korallen kosteten die Kranken ein Vermögen, halfen aber nicht. In manchen Fällen wurden Tumorpatienten sogar mit Ziegendung, Schildkrötenleber und zerstoßenen Fröschen gequält.

Der griechische Arzt Claudius Galenus, genannt Galen, praktizierte um 160 nach Christus in Rom. Er kam den Tatsachen schon erstaunlich nahe, als er vermutete, dass Tumoren die Ausstülpungen einer Krankheit des ganzen Systems seien – ähnlich wie Waldpilze, deren eigentlicher Organismus das tief im Waldboden verlaufende Myzel ist. Nur, dass bei der Krebserkrankung die Stränge des Pilzmyzels ersetzt werden durch biochemische Signale. Galen redete damals schon von einem „Ungleichgewicht, das den gesamten Organismus betrifft".

Der springende Punkt dabei ist, dass sich der Krebs ausschließlich normaler, menschlich-biologischer Prozesse bedient. Er setzt lediglich bestimmte Gene, die der Kontrolle dienen, außer Kraft. Das macht die Behandlung auch so außerordentlich schwierig und komplex. Ein früherer Präsident der amerikanischen Gesellschaft für Krebsforschung, William Woglom, hat die Problematik so formuliert: „Wer nicht Chemie oder Medizin studiert hat, wird sich nicht darüber im Klaren sein, wie unendlich schwierig die Krebstherapie in Wahrheit ist. Sie ist fast – nicht ganz, aber fast – so, als gälte es, einen Wirkstoff zu finden, der beispielsweise das linke Ohr spurlos auflöst, das rechte aber unversehrt lässt. So gering ist der Unterschied zwischen der Krebszelle und ihrem normalen Vorfahren."

Auch wenn Galen von seinem Vorgänger Hippokrates die Auffassung übernommen hatte, dass dieses Ungleichgewicht auf einem Übermaß an „schwarzer Galle" im Körper beruhe (die nachweislich überhaupt nicht existiert), hatte er sicher Recht mit der Annahme, dass bei Krebs eine tiefsitzende körperliche Funktionsstörung vorliegt. Heute wissen wir definitiv, dass dem tatsächlich so ist. Wir kennen auch einige Faktoren dieser Funktionsstörung: Da spielen ein geschwächtes Immunsystem und die Übersäuerung des Körpers eine Rolle. Eine Störung des Bindegewebes, das zum Austausch der Nährstoffe und zur Entsorgung von Abfallstoffen zwischen Blut und Organen dient, zählt ebenfalls zu den Ursachen. Sauerstoffmangel durch fehlende körperliche Bewegung schwächt die Zellen, so werden sie anfälliger für Defekte der Gene bei der Zellteilung. Und schließlich sind Entzündungsvorgänge ein ganz entscheidender Wegbereiter der Krebserkrankung.

Schon Ende des 19. Jahrhunderts hatte Rudolf Virchow einen Zusammenhang zwischen Krebs und Entzündungen vermutet. Heute wissen wir, dass vor allem chronische Entzündungen das Risiko für Krebs erhöhen können. Wohlgemerkt: können, nicht müssen. Wir wissen jedenfalls, dass Entzündungen durch eine Reaktion des Immunsystems hervorgerufen werden. Wird beispielsweise Wundalarm gegeben, wandern Abwehrzellen in die verletzte Region ein und schütten bestimmte Botenstoffe aus. Vermutlich sind darunter auch Stoffe, die auf das Erbmaterial der Zellen einwirken, so dass sie zu vermehrter Zellteilung angeregt werden oder ihr Selbstmordprogramm gehemmt wird. Genau ist dieser Mechanismus noch nicht erforscht.

Was vielen Ärzten außerdem noch nicht bewusst ist: Auch Stress kann zu chronischen Entzündungen im Körper führen. Das wäre wohl eine Erklärung, wenn bereits jüngere Menschen zwischen 35 und 50 Jahren Krebs entwickeln. Ein relativ neues medizinisches Forschungsgebiet, das zungenbrecherisch „Psycho-Neuro-Immuno-Endokrinologie" genannt wird, hat zu dieser Erkenntnis geführt.

Normalerweise wird Stress durch die Tatsache bewältigt, dass der Mensch eine ihm gestellte Aufgabe erfolgreich löst. Dieser Erfolg führt im Gehirn zur Ausschüttung des Glückshormons Dopamin – dadurch kommt es zu einem Gefühl der Befriedigung und Entspannung. Wird eine gestellte Aufgabe jedoch nicht gelöst, oder aber sie wird gelöst, aber vom Vorgesetzten kritisiert und verworfen, tritt genau das Gegenteil von Glück oder Entspannung ein. Wer dann auch noch seine Wut unterdrückt, statt sie abzureagieren oder durch körperliche Bewegung abzubauen, kann auf Dauer ernsthaft erkranken. Es werden dann chemische Botenstoffe freigesetzt, die das Immunsystem schwächen, die den Blutdruck und die Herzfrequenz steigern, und die im ganzen Körper chronische Entzündungsprozesse entstehen lassen. Solche Entzündungen schädigen die Zellen des Organismus, indem sie die Zellerneuerungen negativ beeinflussen.

Auf diese Art und Weise können sich nicht nur Herz-Kreislauf-Erkrankungen einstellen, es kann auch zu Osteoporose, Demenz und Krebs kommen. Natürlich treffen meist mehrere Faktoren zusammen: falsche Ernährung, zu wenig körperliche Betätigung und Minderwertigkeitsgefühle. Dieser Dreiklang ist in Verbindung mit stressbedingter Entzündung der wahre Nährboden für Krebs.

Der amerikanische Mediziner Dr. Vernon Riley hat bereits 1982 eine beeindruckende Studie zur Krebsentstehung durch Stress vorgelegt, wie die Zeitschrift „New Scientist" berichtete. Riley hatte zwei Gruppen von Mäusen mit Krebserregern versehen und dann im Labor aufgezogen. Die eine Gruppe war permanentem Stress ausgesetzt: blendendem Licht und störenden Geräuschen. Außerdem wurden ihre Käfige auf dem Teller eines Plattenspielers immer wieder unterschiedlich schnell gedreht.

Die andere Gruppe von Mäusen lebte friedlich und ohne Störungen. Bei den gestressten Mäusen kam es innerhalb von nur zwei Stunden zu einer Verringerung der Leukozyten, also wichtiger Zellen des Immunsystems, auf die Hälfte des Normalwertes. Ihre Wachstumsdrüsen schrumpften ebenfalls auf die Hälfte ihrer früheren Größe. Das Ergebnis der Studie: Mehr als sechzig Prozent der gestressten weiblichen Mäuse entwickelten Brustkrebs, in der Gruppe der stressfreien Mäuse waren es nur sieben Prozent. Riley kommentierte seine Ergebnisse: „Stress verursacht nicht Krebs. Er erlaubt ihm vielmehr, sich zu entwickeln. Der bösartige Prozess kann durch Schutz vor Stress erheblich verzögert werden."

Ich habe bereits berichtet, dass eine Freiburger Ärztin und ich gemeinsam eine Reihe von „austherapierten" Brustkrebspatientinnen auf Entzündungen hin behandelt und damit erstaunlichen Erfolg gehabt haben. Das ist auch erklärlich. Jeder Onkologe dürfte sich heute bewusst sein, dass Krebs vor allem bei älteren Menschen fast grundsätzlich mit einer chronischen Entzündung einhergeht. Der italienische Immunologe Claudio Franceschi von der Universität Bologna hat dafür sogar den Begriff „Entzündungsaltern" (englisch: inflamm-aging) geprägt.

Diese Form der Entzündung unterscheidet sich erheblich von dem einer akuten Entzündung, die Krankheitserreger oder Fremdstoffe aus dem Körper entfernen und die Wundheilung beschleunigen soll. Beim Entzündungsaltern, das von vielen Onkologen inzwischen als mögliche Ursache für die Krebsentstehung betrachtet wird, werden vom Abwehrsystem zu viele Botenstoffe ausgeschüttet, die zu einer Entzündung führen. Diese chronische Entzündung kann in Organen ebenso wie im Lymphsystem Krebs auslösen, dessen Wachstum fördern und sogar die Selbstversorgung des Tumors mit Blutgefäßen ankurbeln. In Studien hat sich gezeigt, dass bei Mäusen die Lebenserwartung deutlich verlängert werden kann, wenn sie im Alter mit einem Medikament behandelt werden, welches die Abwehrreaktionen des Immunsystems unterdrückt.

Es handelt sich bei der Ausschüttung jener Botenstoffe nämlich im Grunde um eine verzweifelte Kraftanstrengung des menschlichen Abwehrsystems, das sich ursprünglich nicht für so langlebige Menschen wie heute entwickelt hat. Erst seit einer relativ kurzen Zeit werden Menschen nicht mehr nur 40 oder 50 Jahre alt, sondern 70, 80 oder 90. So also versucht das Immunsystem, gewissermaßen durch überschießende Kraft, seine Aufgabe zu bewältigen. Wir haben Mittel herausgefunden, auch diesem Problem durch Behandlung zu begegnen. Überhaupt sollten alle in diesem Buch genannten Mitverursacher der Krebserkrankung bei einer ganzheitlichen Krebstherapie berücksichtigt und nach Möglichkeit behandelt werden. Es sind häufig die vielen kleinen Schritte, die in ihrer Gesamtheit mehr bringen als nur der einmalige Einsatz extrem teurer Medikamente.

Dr. Hartmut Baltin aus Aschau am Chiemsee hat diese Notwendigkeit einmal auf den Punkt gebracht: „Die Natur hält so vieles bereit, mit dem man auch ernste Krankheiten kurieren kann – aber dies scheint nicht mehr oder nur bedingt im Sinne der Medizinindustrie zu sein. [...] Kaufmännisch gesehen sind natürlich dementsprechend die ‚nicht patentierbaren' Naturprodukte uninteressant, obwohl sie, richtig angewandt, so segensreich sind [...] Krankheiten, die wie Krebserkrankungen meist eine sehr lange und komplexe Entstehungsgeschichte haben, können nicht nur somatisch (Anm.: körperlich) behandelt werden, sondern es ist auch wichtig, die seelische Komponente mit zu berücksichtigen. Es ist in einer Zeit, in der wir sehr starke und wirksame Medikamente zur Verfügung haben, umso wichtiger, nach zusätzlichen Alternativen zu suchen, um etwa die Chemotherapien schonender zu gestalten. [...] Diese Schonung ist auch tatsächlich möglich, wenn man den Organismus eines Patienten zum Beispiel mit Laboruntersuchungen und anderen Messungen zunächst analysiert und die Erkenntnisse dann auch therapeutisch umsetzt."

Sie werden vielleicht fragen: Was soll das bringen, außer noch mehr Kosten? Ich behaupte: eine ganze Menge. Durch die Reduzierung der Entzündungen und durch einen exakten Ausgleich des Mineral- und Spurenelementhaushaltes reduzieren wir die Nebenwirkung von Chemotherapie und Strahlentherapie. Und schließlich fördert dies wiederum die Lebensqualität. Und eine gesteigerte Lebensqualität stärkt auch die seelische Komponente, wie es bereits Dr. Hartmut Baltin attestierte.

11

So machen wir die Abwehr stark

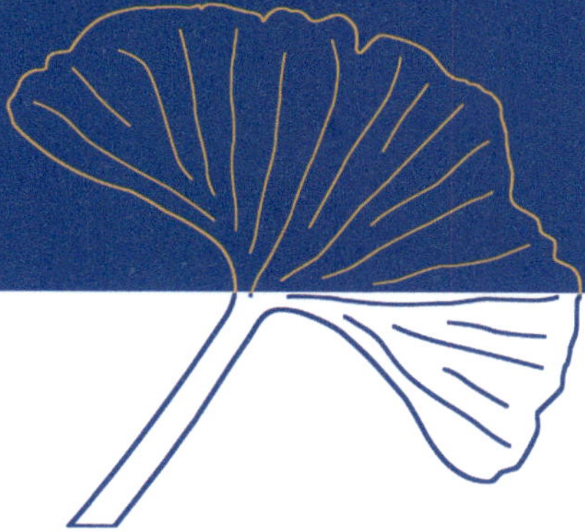

Wie ein Kanadier in den USA die Impfung gegen Krebs entdeckte. Was das Geheimnis der Dendritischen Zellen ist. Und wie man heute den Impfstoff ohne weiteres aus dem Blut der Patienten gewinnen kann.

So machen wir die Abwehr stark

Wie ein Kanadier in den USA die Impfung gegen Krebs entdeckte. Was das Geheimnis der Dendritischen Zellen ist. Und wie man heute den Impfstoff ohne weiteres aus dem Blut der Patienten gewinnen kann.

Der Mann war 64 Jahre alt, als Ärzte bei ihm Bauchspeicheldrüsenkrebs entdeckten. Die Krankheit war bereits so weit fortgeschritten, dass sich Metastasen in Lymphknoten gebildet hatten. Leider wusste Ralph Marvin Steinman von Berufs wegen ganz genau, was das bedeutete. Steinman war nämlich selbst Mediziner, genauer gesagt Immunologe, also ein Wissenschaftler, der sich mit dem Abwehrsystem des Menschen befasst. So war ihm auch klar, dass er nach den allgemeinen Erfahrungswerten nur noch sieben bis fünfzehn Monate zu leben hatte. Doch Steinman war wider Erwarten total zuversichtlich. Zu seiner Tochter Alexis sagte er: „Schaut nicht in Google nach, sondern hört mir gut zu: Ich habe außergewöhnlich gute Karten."

Das konnte er deswegen sagen, weil er als Immunologe auf seinem Spezialgebiet die entscheidende Waffe gegen Krebs selbst schon in der Hand zu haben vermutete. Der gebürtige Kanadier Steinman war es nämlich gewesen, der im Jahr 1973 bei seiner Tätigkeit in den USA als erster Wissenschaftler eine Immunzelle entdeckt hatte, die offenbar eine ganz entscheidende Rolle bei der Bekämpfung von Tumorzellen im menschlichen Abwehrsystem spielt. Er hatte die sehr merkwürdig verästelt wirkende Zelle unterm Mikroskop gefunden und sie wegen ihrer ungewöhnlichen Form „Dendritische Zelle" genannt. Dendritisch bedeutet: baum- oder strauchartig oder verzweigt.

Dieser Typ von Zellen, so fand er bei seinen weiteren Forschungen heraus, hat die Aufgabe, körperfremde Bestandteile, etwa Bakterien oder Viren, im Organismus aufzuspüren und sie der Vollstreckungsmaschinerie des Immunsystems, also den Killer- und Fresszellen freizugeben. Auch auf entartete Zellen, wie sie bei Krebs entstehen, haben es Dendritische Zellen abgesehen. Sie fangen mit ihren verästelten Fangarmen Zellen oder Fremdpartikel ein, verschlingen diese und lassen dann auf ihrer Zelloberfläche sozusagen einen Steckbrief des Eindringlings erscheinen. Der wiederum bedeutet für die „Vollstrecker-Zellen" des Abwehrsystems den Befehl zur Vernichtung.

Steinman hatte beschlossen, seine Entdeckung zur eigenen Rettung an sich selbst auszuprobieren. Das war eine recht schwierige Prozedur. Einer seiner befreundeten Kollegen war damals gerade dabei, eine „Krebsimpfung" mit Hilfe Dendritischer Zellen gegen fortgeschrittenen Nierenkrebs in einer Studie zu erproben. Der Patient Steinman ließ sich einen Teil seines Tumors operativ entfernen. Dieses Gewebe nutzte der Freund, um daraus einen auf den Patienten maßgeschneiderten Impfstoff herzustellen. Damals dauerte dieses Verfahren noch Monate, die Steinman jedoch für mehrere andere Behandlungen nutzte. Unter anderem unterzog er sich einer Chemotherapie. Zwei Monate hindurch erhielt er dann in Wochenabständen den Impfstoff auf der Grundlage des eigenen Tumors. Die Kollegen staunten über die Wirkung. Nachdem bekannt ist, dass selbst bei vollständiger chirurgischer Entfernung des Tumors nur zwanzig Prozent der Patienten eine Langzeitüberlebenschance haben, hatte die Impfung eine sensationelle Wirkung: Ralph Marvin Steinman überlebte nicht nur sieben Monate, auch nicht 15, sondern 54 Monate – das sind viereinhalb Jahre.

Heute ist diese Impfung mit dendritischen Zellen gang und gäbe – in den USA ist sie inzwischen auch Bestandteil der Leitlinien für die Behandlung bestimmter Formen von Krebs. In Deutschland leider nicht, obwohl etliche Krankenkassen inzwischen auf Antrag die Kosten freiwillig übernehmen.

Diese Krebsimpfung, mit der ich selbst als Therapeut sehr gute Erfahrungen gemacht habe, wird heutzutage mit hohem technischem Aufwand sehr viel schneller und komplikationsärmer als zu Steinmans Zeiten ermöglicht. Dafür ist beispielsweise auch keine Operation mehr nötig, um Tumorzellen zu gewinnen. An dieser Entwicklung hat übrigens auch ein deutscher Immunologe, nämlich Prof. J. Hinrich Peters von der Universität Göttingen, erheblichen Anteil. Bereits Anfang der 80er Jahre arbeitete Peters mit Dendritischen Zellen, die von den meisten anderen Immunologen damals noch als völlig unwichtig betrachtet wurden. Peters war es, der den Weg zur Züchtung Dendritischer Zellen wies, während andere Wissenschaftler noch mit der Gewinnung der Zellen aus Tumormaterial befasst waren. Peters fand einen Weg, Dendritische Zellen aus noch unreifen Vorläuferzellen zu züchten. Mittlerweile ist dieses Verfahren so gut weiterentwickelt und verfeinert worden, dass der Impfstoff aus dem Blut gewonnen werden kann. Dem Patienten werden hierfür etwa 200 Milliliter entnommen.

Dann werden die einzelnen Bestandteile des Blutes sortiert und getrennt. Es kommt dabei auf die speziellen Vorläuferzellen an, aus denen sich Dendritische Zellen entwickeln, sowie auf die so genannten Tumorantigene. Das sind die spezifischen Erkennungszeichen der jeweiligen Krebserkrankung, die auch in der freien Blutbahn zu finden sind. In einem Brutschrank werden danach die Zellen für den Impfstoff herangezüchtet, indem sie zusammen mit den Tumorantigenen in eine Nährlösung kommen. Darin nehmen sie die charakteristischen Erbfaktoren des Tumors auf und präsentieren prompt dessen Steckbrief auf ihrer Oberfläche. Das dauert auch nicht mehr viele Monate, sondern nur noch sieben Tage. Werden die Zellen schließlich dem Patienten geimpft, sind sie bereits voll programmiert und können der „Soko“ des Immunsystems, den Fress- und Killerzellen, den Befehl zur Säuberung überbringen.

Unter dieser Therapie kann es zur kompletten Rückbildung des Tumors kommen, vor allem, wenn die Krankheit noch in einem frühen Stadium ist. Sehr viel häufiger wird eine Stabilisierung der Krebserkrankung erreicht, wobei Tumoren allmählich in eine Art Narbengewebe umgewandelt werden. Das Gute an dieser Behandlung ist, dass es außer den Unannehmlichkeiten der Blutentnahme und der Impfung kaum Nebenwirkungen für den Patienten gibt. Es kann zu lokalen Reaktionen an der Einstichstelle kommen, manche Patienten entwickeln Fieber, andere fühlen sich müde und zerschlagen. Diese Reaktionen werden allerdings als Anzeichen für die Wirksamkeit der Behandlung gewertet.

Wie wirksam die Therapie ist, sollen ein paar Zahlen zeigen. Belgische Onkologen haben die Krankenakten von Tumorpatienten in den Jahren nach 2001 analysiert. Hier zwei wirklich beeindruckende Ergebnisse:

- Mehr als die Hälfte von 134 Patienten mit nicht operierbarem Bauchspeicheldrüsenkrebs lebten auch noch ein Jahr später, wenn sie zur Unterstützung der Chemotherapie mehrmals mit Dendritischen Zellen geimpft wurden. Die Chemotherapie allein führte nur bei 23 Prozent zum Überleben länger als ein Jahr.

- Bei 34 Patienten mit Dickdarmkrebs wurden die Tumoren chirurgisch entfernt und eine Chemotherapie angewendet. Bei der Hälfte der Patienten bildeten sich Metastasen. Wurde jedoch zusätzlich eine Impfung mit Dendritischen Zellen vorgenommen, verringerte sich die Zahl der Rückfälle von fünfzig auf neun Prozent.

Die Krebsimpfung mit Dendritischen Zellen wird inzwischen weltweit als Zusatzbehandlung in der Krebstherapie eingesetzt. Die damit befassten Onkologen sind sich darüber einig, dass auf diese Weise die Abwehrkraft des Körpers deutlich verbessert und vor allem das Versteckspiel des Tumors gegenüber dem Immunsystem unterbunden werden kann.

Ralph Marvin Steinman, der Erfinder dieser bahnbrechenden Behandlung, hat selbst durch seine Therapie mehrere Lebensjahre gewonnen. Es mutet wie höhere Fügung an, hieß es in der Zeitschrift „Spektrum der Wissenschaft“ damals, dass Ralph Marvin Steinman gerade lange genug lebte, um noch für den Nobelpreis für Medizin nominiert zu werden. Er erhielt ihn auch, obwohl er ihn nach den Stockholmer Nobel-Statuten gar nicht hätte bekommen dürfen. Weil er nur drei Tage vor der Preisverleihung starb, erhielt das Preisgremium nicht rechtzeitig Kenntnis von seinem Tod. So wurde ihm der Preis für seine Erfindung praktisch posthum zuerkannt.

„Der traurigste Nobelpreis aller Zeiten“, schrieb Hildegard Kaulen in der „Frankfurter Allgemeinen Zeitung“.

12

Fieber hält den Tumor klein

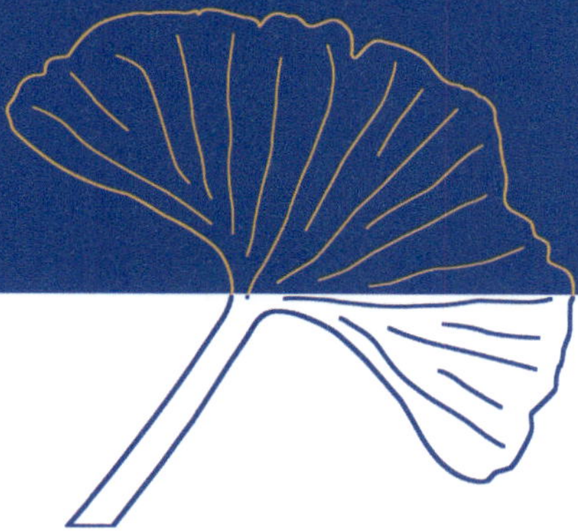

Wie künstlich erzeugtes Fieber den Untergang von Krebszellen beschleunigen kann. Weshalb die Hyperthermie inzwischen zur vierten Säule in der Krebsbehandlung geworden ist. Und wie erhöhte Körpertemperaturen auch eine Chemotherapie oder Bestrahlung wirksamer machen können.

Fieber hält den Tumor klein

Wie künstlich erzeugtes Fieber den Untergang von Krebszellen beschleunigen kann. Weshalb die Hyperthermie inzwischen zur vierten Säule in der Krebsbehandlung geworden ist. Und wie erhöhte Körpertemperaturen auch eine Chemotherapie oder Bestrahlung wirksamer machen können.

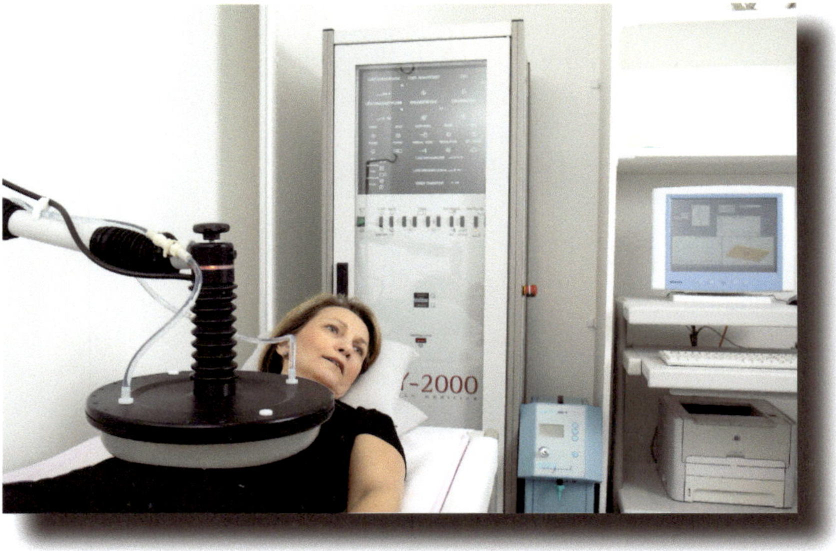

Seine Patienten litten an fortschreitender Lähmung, ausgelöst durch eine nicht ausgeheilte Syphilis-Erkrankung im Spätstadium, genannt auch progressive Paralyse. Dagegen gab es kein Heilmittel. Oder doch? Der Wiener Psychiater Prof. Julius Wagner-Jauregg erinnerte sich daran, dass Fieber in solchen Fällen die Lähmungen bessern konnte. Der Professor griff zu dem letzten Mittel, das ihm einfiel: Er nahm Malariapatienten Blut ab und übertrug es auf die Paralysepatienten. Sie sollten Fieber bekommen, und das bekamen sie auch. Wagner-Jauregg hatte sozusagen den Teufel mit Beelzebub austreiben wollen, indem er eine möglicherweise tödliche Krankheit dazu verwendete, eine mit Sicherheit tödliche Erkrankung zu bekämpfen. Das war im Juli 1917.

Hundert Jahre später haben wir es damit leichter. Denn die Technik greift uns hilfreich unter die Arme, um ungefährlich, gezielt und sicher heilsames Fieber zu erzeugen. Jeder weiß, dass sich der menschliche Körper normalerweise konstant auf eine Temperatur von rund 37 Grad Celsius regelt. Bei dieser Temperatur kann der Körper optimal auf die Umwelt reagieren, ohne zu überhitzen. Die Stoffwechselprozesse laufen reibungslos ab, die Enzyme, die für alle Lebensprozesse erforderlich sind, fühlen sich bei dieser Temperatur am wohlsten. Nur wenn wir von Krankheitserregern befallen werden, erzeugt der Körper Fieber, weil sich dadurch die Erreger besser bekämpfen lassen und absterben. Dabei werden im Körper auch manche Hormone verändert und eine ganze Reihe von Botenstoffen und biologischen Faktoren gebildet, die zur Bekämpfung der Krankheit gebraucht werden.

Das hat auch der griechische Philosoph Parmenides vor zweieinhalb tausend Jahren schon gewusst, als er sagte: „Gebt mir die Macht, Fieber zu erzeugen, und ich heile jede Krankheit!" Das entsprechende Mittel gibt es inzwischen, und wir nutzen es heutzutage eben auch in der Krebsbehandlung, wenn wir durch Infrarotstrahlung künstliches Fieber bei unseren Patienten erzeugen. Und zwar mit ganz erstaunlichen Ergebnissen.

Ich setze die herkömmliche Form der so genannten Ganzkörperhyperthermie immer dann ein, wenn bei Tumorpatienten vor allem nach einer schulmedizinischen Tumortherapie ein Wiederaufbau des Immunsystems erforderlich ist. Durch die Erwärmung des Organismus wird die Arbeit der Abwehr deutlich gesteigert. Außerdem wirkt sich die Methode auch allgemein schmerzlindernd aus und verringert sogar schädliche Entzündungsprozesse im Körper. Im Unterschied zur Ganzkörperhyperthermie wird die lokale Hyperthermie ganz gezielt im Bereich des Tumors zur direkten Bekämpfung von Tumorzellen eingesetzt. Bei der so genannten Oberflächenhyperthermie werden beispielsweise oberflächlich liegende Tumoren, die nicht tiefer als etwa fünf Zentimeter reichen, aufs Korn genommen. Andererseits haben wir heute auch die Möglichkeit, tiefer liegende Regionen mit den Erwärmungswellen anzusteuern und so die Tumoren gezielt zu treffen.

Das ist übrigens mittlerweile die hauptsächliche Anwendung in der Onkologie. Inzwischen hat das Nationale Krebsinstitut der USA die Hyperthermie – wie das künstlich erzeugte Fieber genannt wird – als eine komplementäre Behandlungsmethode für Krebs anerkannt und die Forschung, Entwicklung und Weiterführung dieser Therapie mit Geldern in zweistelliger Millionenhöhe gefördert.

Auch die Deutsche Krebshilfe und die Deutsche Forschungsgemeinschaft betrachten die Hyperthermie als wichtige und erwiesen wirksame Methode. Sie ist gewissermaßen zur „vierten Säule in der Krebstherapie" geworden.

Ich kann hier mit voller Überzeugung sagen: Die Hyperthermie ist in der Lage, in Kombination mit Standardtherapien wie Operation, Bestrahlung, Chemotherapie und Hormonbehandlung heute mehr Leben zu retten und entscheidend zu verlängern als jedes neu entwickelte Medikament der letzten Jahre. Man muss nur die Ergebnisse einiger wissenschaftlicher Studien betrachten:

- Wenn Hyperthermie mit Strahlentherapie kombiniert wurde, kam es bei Brustkrebspatientinnen in 60 Prozent der Fälle zur kompletten Rückbildung von Rückfalltumoren. Ohne zusätzliche Hyperthermie betrug die Quote lediglich 38 Prozent.

- Bei Patienten mit bösartigem Hirntumor (Glioblastom) betrug die Zwei-Jahre-Überlebensrate bei Kombination von Strahlentherapie und Hyperthermie 31 Prozent; ohne Hyperthermie nur 15 Prozent. Die durchschnittliche Lebenserwartung beim Glioblastom beträgt bei Einsatz ausschließlich konventioneller Therapien nur etwas mehr als ein Jahr.

- Hyperthermie führte in Kombination mit Standardverfahren beim fortgeschrittenen Krebs des Gebärmutterhalses in 83 Prozent der Fälle zum vollständigen Verschwinden des Tumors. Wenn Strahlen- oder Chemotherapie allein angewendet wurde, lag der Erfolg bei 57 Prozent.

Die künstliche Überwärmung bekämpft den Krebs auf mehrfache Art und Weise. Das erklärt auch ihre hohe Wirksamkeit. Mittlerweile verfügen wir über Geräte, die sich bei der Temperatur individuell ganz genau auf den vorliegenden Tumor einstellen lassen.

Zum Beispiel nutzt die Hyperthermie Schwachstellen des Tumors aus. Der Krebs hat zwar die Eigenschaft, sich ein eigenes Gefäßsystem für seine Blutversorgung zu schaffen, allerdings funktioniert dieses nicht so perfekt wie jenes in gesundem Körpergewebe. Die Blutgefäße des Tumors wachsen chaotisch, bilden unnötige Schleifen, sind oft ungewöhnlich groß und weisen sogar Sackgassen auf. Das führt dazu, dass viele Zellen, vor allem in der Tiefe des Tumors, nicht ausreichend mit Sauerstoff versorgt werden. Weil sie gleichzeitig auch ihren Stoffwechselmüll nur unzureichend über die Blutbahn loswerden, übersäuern sie.

Nun kommt die Hyperthermie ins Spiel: Wenn die Temperatur durch sie auf 42 Grad und etwas darüber angehoben wird, zerstört die erhöhte Temperatur die Tumorzellen allmählich – während umgebendes gesundes Gewebe automatisch vom Körper abgekühlt wird.

Steht eine Strahlentherapie an, hilft die Hyperthermie auf etwas andere Weise: Denn Tumorzellen, die aufgrund ihrer schlechten Blutversorgung zu wenig Sauerstoff erhalten, sind dreimal so widerstandsfähig gegen die Strahlentherapie wie gesunde Zellen. Das kann aber durch die Überwärmung geändert werden. Sie sorgt nämlich durch Wärme für eine vorübergehend verbesserte Durchblutung und Sättigung des Tumors mit Sauerstoff. Das kann den Tod für die Tumorzellen bedeuten, denn der Sauerstoff wird durch die Bestrahlung in aggressive Sauerstoffradikale aufgespalten, die die Erbsubstanzen der Tumorzelle schädigen. Dadurch wird auch die Fähigkeit zur Selbstreparatur unterbunden – die Zellen sterben ab.

Kurz: Schlecht durchblutete Krebsgewebe werden durch Erwärmung für die Strahlentherapie aufbereitet – die stärker durchbluteten Gewebe sprechen ohnehin besser auf die Strahlen an. Ein Grund mehr, die beiden Verfahren zu kombinieren. Die Ergebnisse zeigen, dass diese

Kombination den Erfolg einer Strahlentherapie um das 1,2- bis 5-fache erhöhen kann. Und darüber hinaus trägt die Hyperthermie auch noch dazu bei, dass die Neubildung von Blutgefäßen durch den Tumor blockiert wird.

Besonders hilfreich ist die Hyperthermie auch bei der Anwendung von Chemotherapien. Hier verhilft die Erwärmung zur verbesserten Durchblutung, was die Aufnahme des Medikamentes in die Tumorzelle wesentlich verbessert. Zusätzlich beschleunigt die Wärmezufuhr die chemischen Reaktionen, mit denen die Krebszellen abgetötet werden sollen.

Liegt ein Tumor vor, der mangelhaft durchblutet ist, steht die Chemotherapie häufig vor einem unüberwindlichen Hindernis: Bestimmte Regionen des Tumors enthalten dann ausnahmslos Zellen, die für Krebsmedikamente nicht zugänglich sind.

Wird jedoch gezielt Wärme zugeführt, kann das Medikament unschwer auch in die Tiefen des Tumors eindringen und dort seine Wirkung entfalten. So konnte gezeigt werden, dass bereits als resistent – also unbehandelbar – geltende Tumoren wieder auf die Chemotherapie ansprachen.

Wir machen uns bei der Hyperthermie auch noch eine natürliche Wirkung des Organismus zunutze: Nachdem Untersuchungen ergeben haben, dass Krebsgewebe eine etwas höhere elektrische Leitfähigkeit besitzt als gesundes Gewebe, wird zusätzlich zur Wärme im Bereich des Tumors ein elektrisches Feld erzeugt. So wird das normale Verhalten der Krebszelle nachhaltig gestört – das vom Tumor ausgeschaltete „Selbstmordprogramm“ dieser Zellen wird wieder aktiviert und der Tumor dadurch angeregt, sich selbst zu zerstören.

Eine besonders interessante Behandlung besteht darin, das Krebsmedikament in so genannte Liposomen zu verpacken. Das sind, vereinfacht ausgedrückt, winzige Fettkügelchen, die Zytostatika enthalten. Diese werden dem Patienten in eine Vene gespritzt und gelangen über den

Blutkreislauf zu dem Tumor. Wenn dieser dann durch Hyperthermie auf 42 Grad erwärmt wird, schmelzen die Kügelchen und setzen an Ort und Stelle ihren Inhalt frei.

Schließlich leistet die Hyperthermie auch noch ihren Beitrag in Form einer Immuntherapie. Tumorzellen haben im Vergleich zu gesunden Körperzellen eine viel geringere Fähigkeit der Wärmeregulierung, sind also anfälliger für Hitze. Werden sie überwärmt, dann bilden sich auf ihrer Oberfläche ganz bestimmte Anzeichen, die wissenschaftlich Hitzeschockproteine genannt werden. Man kann sich diese so ähnlich vorstellen wie die früher üblichen Brandzeichen bei Rindern: Das Abwehrsystem, das ansonsten von den als harmlos maskierten Tumorzellen irregeführt wird, erkennt solche markierten Zellen dann wieder und kann sie vernichten.

Wertvoll ist die Hyperthermie auch, wenn bei Tumorpatienten eine Operation ansteht, die jedoch wegen der Lage des Tumors oder seiner unregelmäßigen Ausdehnung als besonders schwierig betrachtet wird. Weil mit dieser Methode sehr viele Zellen abgetötet werden können, lässt sich damit auch eine Verkleinerung erreichen, die eine Operation überhaupt erst ermöglicht.

13

An der Basis fängt alles an

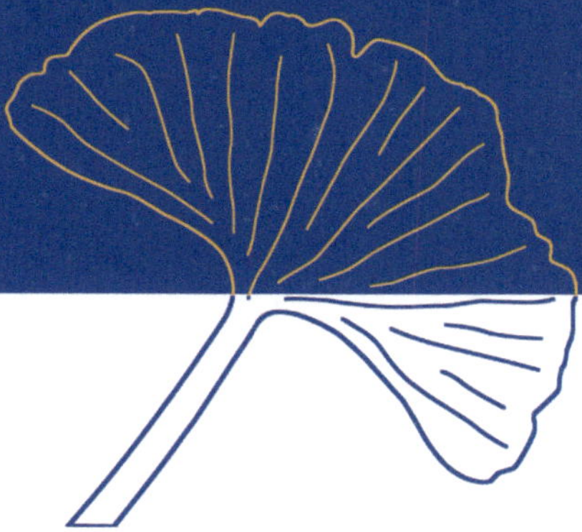

Die unglaubliche Kommunikation der allerkleinsten Teilchen dieser Welt. Warum Quantenmedizin kein Hokuspokus ist. Und wie wir die Frequenzen der winzigen elektromagnetischen Teilchen einsetzen, um Tumorpatienten zu helfen.

An der Basis fängt alles an

Die unglaubliche Kommunikation der allerkleinsten Teilchen dieser Welt. Warum Quantenmedizin kein Hokuspokus ist. Und wie wir die Frequenzen der winzigen elektromagnetischen Teilchen einsetzen, um Tumorpatienten zu helfen.

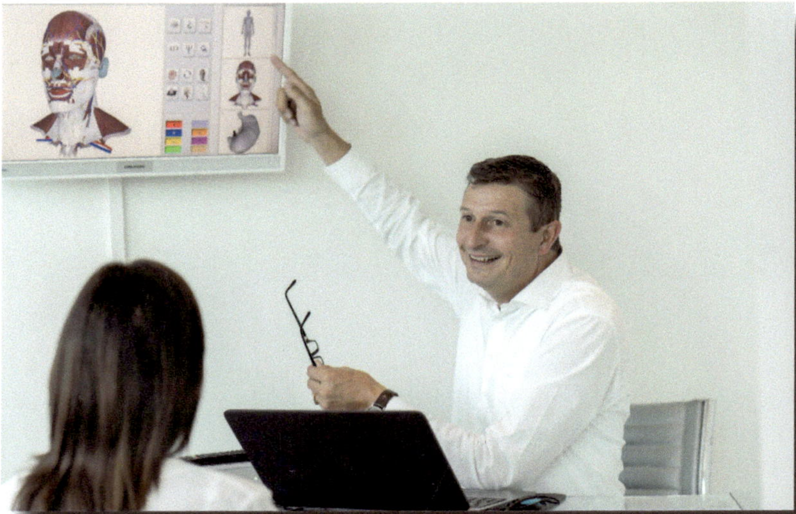

Der russische Wissenschaftler Dr. Vladimir Poponin nahm einen Strang Erbinformationen, der DNA-Strang genannt wird. Die meisten von uns haben das in dem Film „Jurassic Park“ erleben können, in dem die Erbinformationen von Dinosauriern aus Bernstein geborgen, deren fehlende Bestandteile durch DNA von Fröschen aufgefüllt und dann zur Wiedererschaffung von Dinosauriern genutzt wurden.

Poponin aber hatte anderes im Sinn. Er wollte beweisen, dass die Erbinformation mit anderen DNA-Strängen kommunizieren kann. Lange Zeit hatten Wissenschaftler geglaubt, dass dafür biochemische Signale nötig seien. Poponin hatte herausgefunden, dass Erbinformationen etwa wie mit einem Handy telefonieren. Er nennt das Hyperkommunikation.

Den Beweis trat er an. Er teilte den Strang der Erbinformationen in zwei Stücke, brachte das eine Stück ein paar Kilometer entfernt von seinem Institut unter und veränderte dann den ihm verbliebenen Strang. Und siehe da: Das kilometerweit entfernte zweite Teilstück machte die gleiche Veränderung durch.

Ein ähnliches Experiment vollzogen bereits in den 1980er Jahren Wissenschaftler des Kernforschungszentrums CERN in Genf. Sie schickten in dem riesigen Teilchenbeschleuniger, den man aus der Dan-Brown-Verfilmung „Illuminati" kennt, zwei benachbarte Teilchen von Materie in entgegengesetzter Richtung auf die Reise. War das eine Teilchen am 8,5 Kilometer entfernten anderen Ende des insgesamt 27 Kilometer langen Elektronentunnels angekommen, wurde es gezwungen, einen alternativen Weg zu dem normalen zu nehmen.

Und was geschah? Auch das viele Kilometer entfernte andere Teilchen nahm genau den gleichen alternativen Weg.

Sie werden mich für verrückt erklären, wenn ich sage, dass die beiden Teilchen sich verständigt hatten, und zwar jenseits von Raum und Zeit.

Die Materie ist viel zu kompliziert, um sie hier weiter auszuführen. Jedenfalls werden auf der Ebene der kleinsten Teilchen dieser Welt Informationen und Lichtbestandteile übertragen. Diese bereits oftmals durch ihre Wirkung wissenschaftlich bewiesene Annahme führte zur so genannten Quantenmedizin, die sowohl die elektromagnetischen Schwingungen der kleinsten Teilchen, als auch ihre gegenseitige Beeinflussung nutzt.

Der Begriff Quantenmedizin ist natürlich aus der Physik entliehen. Aber er dient eigentlich als Symbol für das veränderte Denken in der neuen Medizin. Dieses neue Denken hat seit der Entdeckung der Quantenphysik vor rund hundert Jahren das traditionelle Weltbild nach Isaac Newton abgelöst. Danach waren damals Mensch, Natur und Universum sozusagen Maschinen, die man verstehen kann, wenn man ihre Einzelteile unter die Lupe nimmt.

So sah dann mehr oder weniger auch der Medizinbetrieb die Menschen: als Maschine mit defekten Bauteilen, wenn Krankheiten auftreten. Diese Sicht hat sich geändert, indem die Betrachtungsweise der Quantenphysik übernommen wurde:

Der Mensch ist eine Einheit, und zwar nicht nur als Person, sondern auch als Teil der gesamten Menschheit, der Natur und des Universums.

Schwer zu verstehen, oder? Ich nehme mal das Beispiel eines Computers. Jeder, der damit zu tun hat, ist sich im Klaren darüber, dass ein Rechner ohne Betriebssystem und Programme nicht arbeiten kann – und umgekehrt. Wird nun bei einer Betriebsstörung des Rechners nach Fehlern gesucht, forscht man jedenfalls nach, ob die Störung im rein technischen Bereich, also etwa in der Stromzuführung oder einem defekten Bauteil zu finden ist. Oder ob sie im Betriebssystem bzw. im Programm gesucht werden muss. Oder ob gar eingeschleuste Viren die problemlose Funktion stören. Möglicherweise beeinträchtigen technische Fehler oder Viren ja das Betriebssystem, woraufhin auch die Programme nicht mehr richtig arbeiten können.

Ähnlich sollten wir den Menschen und seine Krankheiten verstehen. Sagen wir mal, der Körper sei unsere Hardware, dann wären Gehirn, Geist, Verstand und Gefühl unser Betriebssystem und die Software. Sie wirken in jedem Falle mit unserem Betriebssystem zusammen. Können wir sie also vernachlässigen, wenn wir Krankheitsdiagnosen bei einem kranken Menschen stellen? Ich sage: nein, auf keinen Fall.

Dr. Kirsten Deutschländer ist Schulmedizinerin, Fachärztin für Allgemeinmedizin, Naturheilverfahren und Akupunktur. Und inzwischen eine bekannte Vertreterin der Quantenmedizin. Viele tun so, als verstünden sie etwas davon, wenn sie über Quantenmedizin pseudowissenschaftlich daherreden, ohne dass irgendwer begreift, wovon sie eigentlich reden. Das tut Dr. Deutschländer nicht. In ihrem Buch „Quantenmedizin" bezeichnet sie diese als „eine Behandlung, die den Menschen wieder in den Mittelpunkt rückt."

Damit haben sie und ich eine gemeinsame Sicht auf die Medizin. Allerdings gehen Quantenmediziner von sehr komplexen und für den Normalbürger schwer nachvollziehbaren Vorstellungen aus. Beispielsweise plädieren sie nicht nur dafür, dass seelische und mentale Faktoren mit in die Behandlung einbezogen werden. Sie wissen auch, dass das ärztliche Gespräch ein wesentliches Heilmittel ist, dass Sonnenlicht in der richtigen Dosierung unschätzbar wichtig für die Gesundheit ist und dass auch Bewusstseinsprozesse heilende Wirkung haben können.

Entscheidend bei der ganzen Sache ist, zu akzeptieren, dass der Mensch, wie jegliche Materie in unserem Universum, in seinen winzigsten Bestandteilen – also den Quanten und Photonen – ein Energiefeld bildet und demnach aus unvorstellbar vielen elektromagnetischen Wellen besteht. Diese Verwandtschaft zur Quantenphysik hat auch der neuen Medizin ihren Namen gegeben. Außerdem ist es wichtig, zu akzeptieren, dass Gedanken und Vorstellungen eine Wirkung auf das „Gesamt-Energiefeld Mensch ausüben".

Und schließlich sollten wir die Tatsache berücksichtigen, dass alle Zellen, Gewebsschichten und Organe, ja sogar in den Körper eingedrungene Viren oder Bakterien, eine eigene elektromagnetische Frequenz, also unterschiedlich kurze oder lange Wellen haben. Diese Frequenzen können in unseren Therapieeinrichtungen sogar gemessen werden.

Aber der Mensch besteht doch aus Knochen, Haut, Haaren und Organen, also festen Bestandteilen!

Und nicht aus elektromagnetischen Wellen, oder? Heute betrachtet man Materie nicht mehr als Festes oder Starres. Materie besteht nach dem Verständnis der heutigen Wissenschaft aus kleinsten, allerwinzigsten Energiezuständen, von denen Millionen erst einmal ein Atom ergeben. Wenn wir diese Betrachtung akzeptieren, verstehen wir auch, dass die Beeinflussung solcher Energiewellen durch den menschlichen Geist oder durch Medikamente möglich ist. Das würde auch Vorgänge wie Placebowirkungen, Autosuggestion und Heilung erklären.

Da wir die Wellenlänge, also die Frequenzen dieser Energie messen können, haben wir es nämlich auch in der Hand, die beim Patienten vorhandenen Frequenzen im Hinblick auf die vorliegende Krankheit abzufragen und sie innerhalb einer Datenbank mit den dort gespeicherten Frequenzen eines gesunden Menschen gleichen Alters, Geschlechts und der gleichen Blutgruppe zu vergleichen.

Dabei zeigt sich dann ganz deutlich, wie groß die Abweichung einzelner Frequenzen beim Patienten ist. Und so sehen wir auch, ob giftige Stoffe im Körper vorhanden sind, oder ob Viren, Parasiten oder Bakterien bestimmte Bereiche krank werden lassen.

Auf der einen Seite nutzen wir diese Untersuchung, die auch als „Nicht-lineare Funktionsdiagnostik" bezeichnet wird, um den Krankheitszustand des Patienten zu ermitteln und im Laufe der Therapie immer wieder zu überprüfen. Das macht es aber zugleich möglich, die Frequenzen herauszufinden, die dem Patienten bei der Genesung helfen können. Auf diese Weise wird schon die Diagnose zur Therapie.

Das „Nicht-lineare Diagnosesystem" macht sich die Tatsache zunutze, dass alle Zellen, Gewebeschichten und Organe eine eigene elektromagnetische Frequenz haben. Denn jede Form von Materie besteht aus Energie und strahlt diese Energie in Form von elektromagnetischen Wellen ab. Auch der menschliche Körper besteht natürlich aus Materie, deren Zellen ebenso wie Krankheitserreger, etwa Viren oder Bakterien, solche elektromagnetischen Wellen abstrahlen. Die Frequenzen dieser Wellen sind messbar. Wie bereits erwähnt, wird so dem Therapeuten die Möglichkeit gegeben, die beim Patienten vorhandenen Frequenzen abzufragen und sie mit den in einer Datenbank gespeicherten Werten eines Menschen gleichen Alters, Geschlechts und gleicher Blutgruppe zu vergleichen. Die dabei erkennbaren Frequenzabweichungen geben sofort Hinweise auf Erkrankungen, auf genetische Faktoren, auf Belastungen durch Gifte oder Krankheitserreger. Sogar seelische Belastungen, wenn sie über Jahre hinweg bestehen, können auf diese Weise über die ermittelten Frequenzen erkannt werden.

Damit aber nicht genug. Die ermittelten Frequenzen helfen uns darüber hinaus, individuelle Medikamente für den Patienten herzustellen. Das Medikament wird mit diesen heilenden Frequenzen beladen und findet so mit verstärkter Wirkung zum Krankheitsherd des Patienten. In jedem Fall wird dieses Medikament ganz genau abgestimmt auf die Stärken und Schwächen des Organismus. Je besser ein Medikament auf den Patienten hin maßgeschneidert ist, umso größer natürlich auch die Heilwirkung. Ein Quantenmediziner hat einmal behauptet, dass die heilende Wirkung hundertmal stärker ist, wenn sie an der Basis, nämlich am winzigsten Baustein der Krankheit, den elektromagnetischen Frequenzen der Krankheit, ansetzt, als wenn sich Therapeuten nur mit den Folgeerscheinungen dieser Erkrankung befassen.

Um die bestmögliche Wirkung zu erzielen, muss dazu natürlich auch eine Veränderung der Gedanken und Gefühle des Patienten erfolgen. Wir schulen die Patienten deshalb in dieser Richtung.

Ich sage immer: „Energie folgt der Aufmerksamkeit".

Wenn die ganze Aufmerksamkeit nur auf die Krankheit gerichtet ist, geht die Kraft ihrer Wirkung auf die Gesundheit und auf die normale Lebensfreude verloren. Nur wenn Verstand und Gefühl in positivem Sinn übereinstimmen, arbeitet auch der Körper so, wie es die Natur eigentlich vorgesehen hat: gesund!

14

Die Macht der Gedanken

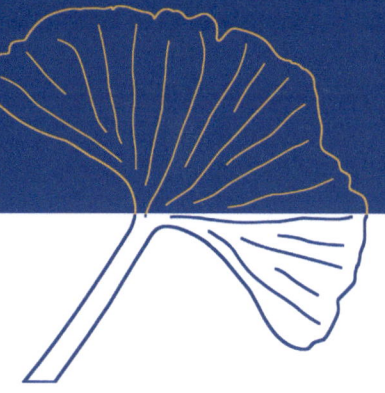

Warum es bei Krebs keine „Wunderheilungen" gibt. Wie sehr die Rückkehr zu den Wurzeln der eigenen Persönlichkeit den Gesundungsprozess unterstützt. Und warum jeder seine individuelle Form der Stressabwehr und der Kraftschöpfung finden muss.

Die Macht der Gedanken

Warum es bei Krebs keine „Wunderheilungen" gibt. Wie sehr die Rückkehr zu den Wurzeln der eigenen Persönlichkeit den Gesundungsprozess unterstützt. Und warum jeder seine individuelle Form der Stressabwehr und der Kraftschöpfung finden muss.

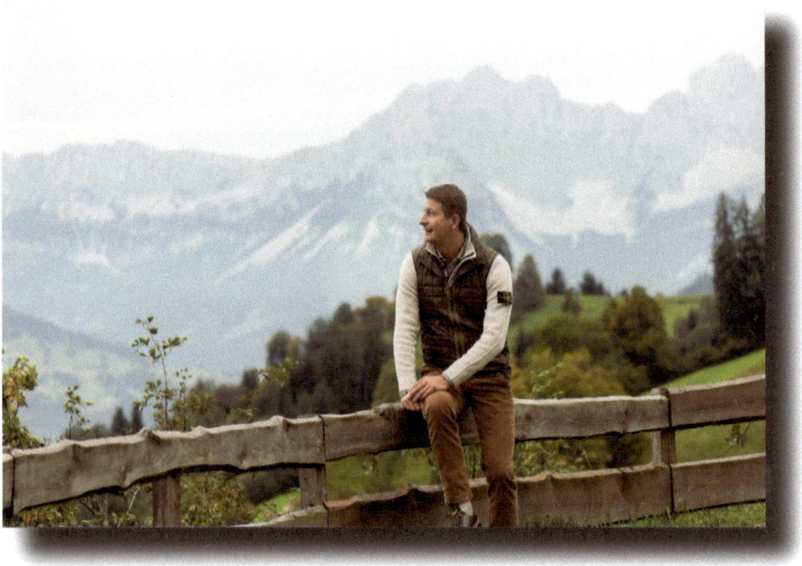

Der Mann hatte Hautkrebs. Schwarzen Hautkrebs, also die absolut bösartige Form. Johann T. war erst 54, als die Krankheit festgestellt wurde. Der Tumor wurde operiert, aber er streute dennoch Metastasen. Als sich Johann T. weigerte, sich einer riskanten Operation zu unterziehen, die man ihm noch nicht einmal genau erklärt hatte, deren Termin aber schon feststand, empfahl man ihm: „Gehen Sie nach Hause und machen Sie sich noch ein paar schöne Tage." Er war „austherapiert".

Im Fernsehen wurde er kurze Zeit später auf eine Klinik aufmerksam, die mit komplementären Methoden arbeitet. Dorthin wandte sich Johann T.. Der Leiter der Klinik erklärte ihm, er könne ihn zwar nicht heilen, aber dafür seine Selbstheilungskräfte unterstützen. Die Ernährung wurde umgestellt, es wurde künstliches Fieber erzeugt – kein Resultat. Zwei Jahre nach der ersten Diagnose ging es dem Patienten so schlecht, dass er kaum noch gehen oder sitzen konnte. Freunde rieten ihm: „Du musst kämpfen!"

Johann T. hielt sich aber nicht für einen Kämpfer. Als er sein Leben in Gedanken an sich vorüberziehen ließ, stellte er fest, dass es völlig aus der Bahn geraten war. In seinem Beruf als Handwerker sammelte er pro Jahr 300 Überstunden an. Da kam er zu dem Schluss: „Ich lebte nicht mein Leben, sondern meine Arbeit". Er war kein Kämpfer, sondern vielmehr eine verschüttete Persönlichkeit. Und diese grub er wieder aus. Er knüpfte an seiner Kindheit an, wurde zumindest geistig wieder jung. Er machte unendlich lange Spaziergänge, genoss die geliebte Natur, die ihm viele Jahre fremd geworden war, fing wieder an, Bilder zu malen. Alles wie früher. Die Behandlung in der Klinik war indessen weitergegangen. Und nach zweieinhalb Jahren waren die Metastasen und der Krebs auf einmal verschwunden. Als hätten sie es aufgegeben, ihn umbringen zu wollen.

Johann T. war zwar keiner meiner Patienten. Aber trotzdem erzähle ich seine Geschichte, weil sie exemplarisch ist. Sie ist definitiv kein Wunder, obwohl viele sie als Wunderheilung bezeichnen. Sie ist das zugegeben seltene Resultat einer Selbstheilung, die einerseits auf einer Rückkehr zur eigentlichen Form der Persönlichkeit – man nennt dies wissenschaftlich Selbsttransformation – und andererseits auf komplementären Therapieverfahren beruht.

Der japanische Medizinwissenschaftler Dr. Hiroshi Oda von der Universität Osaka hat in einer Studie untersucht, welche Faktoren zu sogenannten Wunderheilungen bei mehr als 100 Patienten geführt haben. In der Befragung wurden von den Geheilten unterschiedliche Faktoren genannt: etwa der feste Wille, zu kämpfen und zu leben, oder die selbst veranlasste Nutzung von naturheilkundlichen Verfahren. Der Glaube an Gott spielte ebenfalls eine Rolle. Es stellte sich schließlich heraus, dass die Patienten ganz unterschiedliche Faktoren als Hauptgrund für ihre Genesung nannten. Aber alle Patienten hatten eines gemeinsam: Sie akzeptierten ihre Krankheit und schlossen Frieden mit dem Tod. Auch wenn es noch so widersprüchlich klingt, erst danach fanden sie alle es unendlich wichtig, noch weiterzuleben. Und das taten sie, während ihre Krankheit allmählich verschwand.

Längst haben Wissenschaftler aufgehört, solche „Wundergeschichten“ in das Reich der Anekdoten und der Scharlatanerie zu verbannen. Im Gegenteil, auch das Deutsche Krebsforschungszentrum in Heidelberg befasst sich ernsthaft mit solchen Spontanheilungen: „Nach heutigem Wissensstand gibt es keine Empfehlungen dazu, wie eine Spontanheilung herbeizuführen wäre: weder durch Diäten, durch alternative Medikamente zur Immunstärkung, noch durch Meditation oder andere Versuche, die Erkrankung durch die Psyche zu beeinflussen“, heißt es da.

Immerhin zeigt der geschilderte Fall, dass die Rückkehr zu den Wurzeln der eigenen Persönlichkeit offenbar ein wichtiger Schritt auf dem Weg zur Genesung ist. Denn der menschliche Geist, seine Gedanken und seine Seele sind mächtige Werkzeuge im Kampf gegen die Krebserkrankung. Andererseits waren sie wohl auch maßgeblich beteiligt daran, dass die Krankheit ursprünglich entstand.

Aus diesem Grund nutzen wir in meinen Therapieeinrichtungen auch sehr intensiv die Instrumente einer noch recht jungen Methode, die allerdings teilweise mit Komponenten arbeitet, die schon ein paar tausend Jahre alt sind. In den USA trägt die an der Harvard-Universität entwickelte Methode den Namen „Mind-Body-Medizin“ (MBM). „Mind“ steht für Geist, „Body“ für Körper. Die amerikanische Gesundheitsbehörde National Institute of Health (NIH) definiert die Methode so: Die Mind-Body-Medizin untersucht und behandelt die gegenseitigen Beeinflussungen und Beziehungen von Gehirn, Geist, Verhalten und Körper.

Das wissenschaftliche Forschungsgebiet der Zusammenhänge zwischen Körper und Geist wird fachsprachlich Psychoneuroimmunologie oder auch kurz Psychoimmunologie genannt. Es erforscht die zahllosen

Wechselwirkungen der Psyche, des Immunsystems und des Nervensystems. Begründet von dem amerikanischen Psychologen Robert Ader (1932–2011) ist dieser Bereich ein bedeutendes Feld der modernen medizinischen Forschung geworden.

Eine positive Einstellung zu Ihrer Krankheit und zum Leben kann heilsamer sein als manches Medikament. Es kommt darauf an, wie Sie mit den Ängsten, der Ungewissheit und der Verzweiflung umgehen. Sie werden nun vielleicht sagen: Habe ich doch schon tausendmal gehört! Aber ich sage Ihnen: Es geht hier um mehr. Es geht hier vor allem darum, ungesunde Gedanken auszuschalten. Die Krankheit gibt uns die Chance, verborgene Konflikte und Verhaltensmuster zu hinterfragen und zu lösen. Durch verborgene Ängste, Unsicherheit, negative Gefühle und Gedanken entsteht ein emotionales Ungleichgewicht, das den Heilungsprozess stört und unsere Lebensenergie verringert. Selbstheilungskräfte werden aber nur dann aktiviert, wenn ein emotionales und mentales Gleichgewicht wiederhergestellt ist.

Der Schlüssel hierfür ist die Psychoimmunologie – die Wirkung der Psyche auf das Immunsystem und die Wirkung psychologischer und psychotherapeutischer Prozesse auf körperliche Funktionen. Das Immunsystem wird gestärkt und kann den Kampf gegen den Krebs aufnehmen. Es werden auf diese Weise Selbstheilungskräfte aktiviert, von deren Ausmaß wir uns noch gar keine Vorstellung machen können. Sie äußern sich jedenfalls in gestärktem Selbstbewusstsein, wachsender Eigenaktivität, steigendem Wohlbefinden und dem Gefühl einer deutlichen Sinnerfüllung.

In Deutschland wird die Mind-Body-Medizin heute auch als „moderne Ordnungstherapie“ bezeichnet. Ebenso wie die MBM zielt diese Ordnungstherapie darauf ab, stressverringernde Verfahren in den Alltag einzubeziehen und dadurch eine neue Lebensordnung herzustellen. Die Ordnungstherapie stellt sozusagen die Grundlage für alle naturheilkundlichen Verfahren dar. Pfarrer Sebastian Kneipp hat einst sinngemäß den Satz geprägt: „Ich konnte den meisten kranken Menschen erst helfen, wenn ich Ordnung in ihre Seelen gebracht hatte.“

Seit erwiesen ist, wie stark die Macht der Gedanken die Gesundheit eines Menschen beeinflusst, haben sich mehrere Deutungen dieses Therapiebegriffes angesammelt: „Bewusstsein für den eigenen Körper" nennt sie zum Beispiel Dr. Anna Paul, die am Lehrstuhl für Naturheilkunde der Universität Essen-Duisburg tätig ist, und die auch den Begriff „moderne Ordnungstherapie" dafür eingeführt hat. Ich selbst bin überzeugt, dass MBM eine unschätzbar wirksame Waffe ist, dem Krebs zu begegnen, mit ihm klar zu kommen und ihn vielleicht eines Tages sogar zu besiegen.

Die Mind-Body-Medizin bietet eine ganze Reihe von Instrumenten an, die helfen können, körpereigene Kräfte zur Verbesserung der Gesundheit zu wecken und zu stärken. Die Bandbreite ist dabei recht groß: Neben Übungen, die vor allem der Entspannung dienen, wie Yoga und Meditation, werden Atem- und Bewegungsübungen, Ernährungsempfehlungen und die Förderung von Achtsamkeit in die Therapie einbezogen. Tai Chi und Qigong haben da ebenso ihren Platz wie moderne Bewusstseinstechniken, etwa Progressive Muskelentspannung, Imagination oder Kognitive Verhaltensänderung.„Es gibt jedoch kein Patentrezept, welche Art der Entspannung im individuellen Fall besonders geeignet ist", hat Prof. Gustav Dobos, der Leiter der Klinik für Naturheilkunde und Integrative Medizin in Essen, in seiner langjährigen Praxis erfahren. „Wir können nur Informationen und Erfahrungen vermitteln, die Patienten suchen dann selbst aus, was am besten zu ihnen passt."

Genauso sehe ich das auch. Aber dass diese Methode jedenfalls Erfolge bringt, habe ich bisher in hunderten von Fällen in der eigenen Praxis erfahren. Und am eigenen Leib. Wer wie ich ständig mit schwerkranken Menschen arbeitet, ist auf eine emotionale und mentale Balance angewiesen. Lebensqualität bedeutet für mich: Zufriedenheit, das Gefühl, angekommen zu sein. Ich persönlich schöpfe gern Kraft durch die Begegnung mit der Natur, vor allem und am liebsten in den Tiroler Alpen. Schließlich ist die positive gesundheitliche Wirkung der alpinen Höhenlagen und des Reizklimas längst bekannt. Die Berge als Kraftorte lassen mich ganz einfach die Lebensenergie wieder auftanken. Sie bieten eine Menge Energie und Anreiz für positive Gedanken. Nach meinen Erfahrungen relativiert die Höhe der Berge viele Probleme, man sieht sie gleichsam aus der Vogelschau. Und vor allem: Die Seele kann einmal abschalten.

Ganz zu schweigen davon, dass der Anstieg in die Höhen von extrem wertvoller gesundheitlicher Bedeutung ist. In der Höhe laufen ganz verschiedene Anpassungsvorgänge im Organismus ab – kein Wunder, dass Olympiateilnehmer vor den Wettkämpfen häufig auch ein Höhentraining absolvieren. Natürlich ist das Erklimmen von tausend Höhenmetern nicht unbedingt das Naheliegende für geschwächte Tumorpatienten. Aber das „Erlebnis Berg" – und sei es mit der Seilbahn erreicht – wäre auch für Schwerkranke durchaus zu empfehlen.

Besuchen Sie doch mal das „Heilbad Wald"

Eine der erstaunlichsten Therapien ist für mich das „Bad im Wald", wie der japanische Umwelt-Immunologe Qing Li aus Tokio die Behandlung nennt, Patienten während der warmen Monate regelmäßig zur Entspannung und Heilung in den Wald zu schicken. Weltweit sind sich inzwischen Wissenschaftler einig, dass das Eintauchen in das beruhigende Grün des Waldes nicht nur durch das Abschalten vom Alltag positive gesundheitliche Wirkungen zeigt.

In Deutschland haben wir übrigens bereits den ersten anerkannten „Heilwald". Er liegt auf der Insel Usedom in der südlichen Ostsee. Mit seinen vielen Kiefern und Buchen gilt er als segensreich vor allem für Patienten mit Asthma und chronisch obstruktiver Lungenerkrankung (COPD) und für Patienten mit Bluthochdruck. 250 Hektar Wald umfasst er – aber auch Orte der Stille, Kletterpassagen und Stationen für Körper- und Meditationsübungen.

Was den Wald als Therapieplatz so empfehlenswert macht, sind Stoffe, die von den Bäumen ausgeschieden werden und die der Mensch über die Atmung und über die Haut aufnimmt: bioaktive Substanzen, die der Kommunikation der Pflanzen, teilweise aber auch der Abschreckung von Schädlingen dienen. Dabei handelt es sich zum Beispiel um so genannte Terpene, also um ätherische Öle, die aus Blättern oder Nadeln der Bäume dringen und den typischen Duft des Waldes ausmachen.

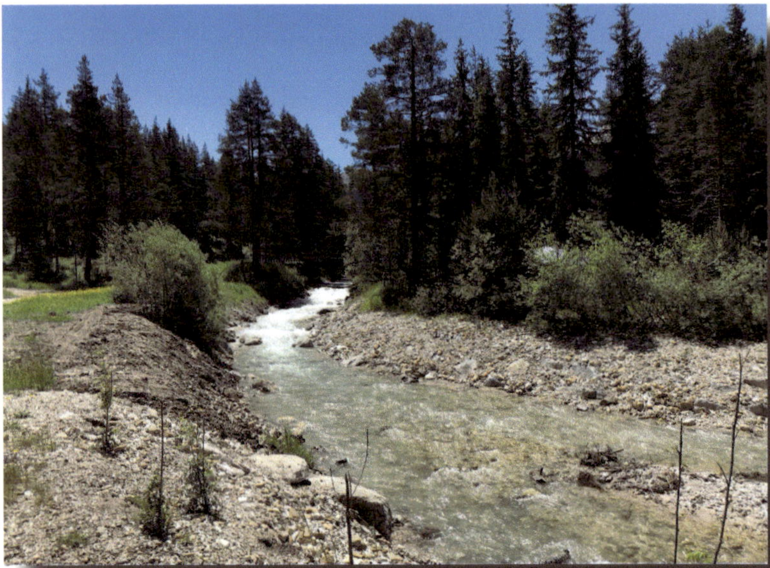

Klingt irgendwie nach „Des Kaisers neue Kleider“, oder? Jedes Kind weiß, dass der Aufenthalt in Wäldern gesund ist. Wissenschaftler wie der Biologe und Geologe Markus Strauß befassen sich ernsthaft mit den Heilwirkungen des Waldes, die vor allem auch Menschen mit Krebs zugutekommen. Denn Terpene gehören zur Gruppe der sekundären Pflanzenstoffe, wie sie auch in Obst und Gemüse vorkommen. Nachweislich sind die Wirkstoffe des Waldes in der Lage, die Killerzellen des Immunsystems zu erhöhter Tätigkeit anzustacheln.

„Schon ein Tag in einem Waldgebiet steigert die Zahl der Killerzellen im Blut um fast 40 Prozent“, erklärt der österreichische Forscher Clemens Arvey aus Graz. Er bedauert nicht nur das Waldsterben, sondern auch die immer öder werdenden Wohngebiete in den Städten: „Bereits zehn Bäume mehr um einen Wohnblock eines Großstadtbewohners entsprechen einer biologischen Verjüngungskur um sieben Jahre und senken das Risiko für Herz-Kreislauf-Erkrankungen, Diabetes, Bluthochdruck und sogar Krebs."

Die Wissenschaft ist nicht untätig. Inzwischen sind rund 2000 Duftstoffe aus mehr als 900 Pflanzenfamilien erkannt und registriert. Neben den Terpenen gilt das Interesse auch den Abwehr-Duftstoffen, genannt Phytonzide, die von Pflanzen zur Abwehr gegen Krankheitskeime und Schädlinge gebildet werden. Sie wirken, sobald sie in den menschlichen Organismus gelangen, ähnlich wie Antibiotika.

Kein Wunder, dass in Japan bereits seit 30 Jahren das „Waldbaden" als therapeutische Anwendung offiziell anerkannt ist.

Weniger Stress – weniger Krebs

In der Klinik für Naturheilkunde und Integrative Medizin in Essen gehört die Mind-Body-Medizin, die ursprünglich 1995 als Stressreduktionsprogramm an der Eliteuniversität „Harvard Medical School" in den USA entwickelt wurde, schon seit 1999 zu den komplementären, also ergänzenden Behandlungen in der Krebstherapie. 20.000 Patienten sind seither auf diese Weise behandelt worden. „Daten belegen, dass Patienten weniger Medikamente nehmen müssen und vitaler sind", bestätigt Dr. Anna Paul.

Das Ganze funktioniert über die Verminderung und bessere Verarbeitung der Stressbelastung und bestimmter Denkschemata. Alle geschilderten Verfahren haben das gemeinsame Ziel, den Patienten zu entspannen, ihn zu beruhigen und ihn mit seiner Krankheit gewissermaßen zu versöhnen. Die dabei erzielten Resultate sind sogar wissenschaftlich messbar.

- In einer Studie an 17 Fußballtrainern wurde beispielsweise festgestellt, dass in der Halbzeitpause und nach dem Spiel die Zahl der Antikörper des Typs Immunglobulin A dramatisch anstiegen, um eine Stunde später wieder auf ihren Normalwert zurückzukehren.

- Personen, die ihren Ehepartner verloren hatten, waren anfälliger gegenüber Herpeserkrankungen.

- Studenten in ihrer langwierigen Phase der Abschlussprüfungen wiesen eine Verschlechterung mehrerer Immunfunktionen auf.

- Kleinkinder leiden etwa alle sechs Wochen an einer Infektionskrankheit – was zur Stärkung und zur Reifung des Immunsystems dient. Ihre Mütter dagegen erkranken erwiesenermaßen nur dann auch selbst daran, wenn sie stark unter Stress stehen.

- Bei 96 Studienteilnehmern, die regelmäßig Meditation machten, sank der Gehalt des Stresshormons Cortisol im Blut im Durchschnitt von 5,0 auf 3,5 Mikrogramm pro Liter – das entspricht einer Stressverringerung von 30 Prozent. Dieser Quote entsprach denn auch das subjektive Empfinden der Teilnehmer, die nach ihrer Belastung durch Ängste und Schmerzen und nach der allgemeinen Lebenszufriedenheit befragt wurden: Meditation verbesserte ihren Zustand um rund 38 Prozent.

Ich kann sagen, dass negative seelische Zustände wie Einsamkeit, Depressionen, Ängste oder Trauer dem Immunsystem grundsätzlich schaden. Dagegen wird die Abwehrkraft gestärkt durch Liebe, Lebensfreude, Zufriedenheit, Hoffnung und Frohsinn. Zur Zufriedenheit und der Lebensfreude gehört auch, dass meine Patienten sich zweier Worte wieder bewusst werden: Diese Worte heißen „Ich“ und „Nein“. Tumorpatienten haben es meist verlernt, sich selbst in den Mittelpunkt ihres Lebens zu stellen. Sie fühlen sich krank und minderwertig. Außerdem haben sie sich daran gewöhnt, zu allem, was um sie herum geschieht, „Ja und Amen“ zu sagen. Aber sie müssen unbedingt auch mal „Nein“ sagen, wenn es ihnen wieder bessergehen soll. Sie dürfen sich nicht immer nur ducken und ihre Sorgen und Ängste hinunterschlucken.

Dies bestätigt auch eine kalifornische Studie, in der nachgewiesen wurde, dass Brustkrebspatientinnen, die ihre Ängste und Sorgen stark unterdrückten, erhöhte Spiegel von bestimmten Antikörpern aufwiesen, und häufiger als andere Frauen zu bösartigen Tumoren und zu Metastasen neigten. „Der gesunde Umgang mit psychischer Belastung und Stress kann selbst im Falle einer Krebserkrankung die Prognose entscheidend verbessern", schlossen die die Wissenschaftler aus diesen Ergebnissen.

Das ist umso erklärlicher, wenn man weiß, dass chronischer Stress, der durch Ängste, Kummer oder andere seelische Belastungen hervorgerufen wird, im ganzen Organismus Entzündungsvorgänge bewirkt, die wiederum eine bedeutende Rolle bei der Entstehung chronischer Krankheiten wie Depression, Altersdemenz und Krebs spielen. „Permanent erhöhte Entzündungswerte schaden jeder einzelnen Zelle und schwächen die Regenerationsfähigkeit aller Organsysteme des Körpers", stellt auch Dr. Kirsten Deutschländer fest.

Am besten zeigt dies eine Studie, die Prof. Dr. Dean Ornish an der Universität von Kalifornien 2005 mit nahezu hundert Prostatakrebspatienten gemacht hat. Prof. Ornish gilt in den USA als Prominentenarzt, weil er unter anderem auch Ex-Präsident Bill Clinton, den Schauspieler Clint Eastwood und Apple-Begründer Steve Jobs behandelt hat. Die Bücher über Ornishs Methode wurden allesamt Bestseller.

In die Studie aufgenommen wurden ausschließlich Prostatakrebspatienten, die sich gegen eine Operation entschieden hatten. Die Hälfte dieser Männer wurde lediglich medizinisch überwacht, indem regelmäßig das prostataspezifische Antigen (PSA-Wert) gemessen wurde. Die andere Hälfte der Patienten unterzog sich einem Therapieprogramm, das gezielte Ernährung, Stressreduktionsprogramme wie Meditation sowie Entspannungsübungen und schließlich moderaten Sport umfasste.

In der erstgenannten Gruppe, die nur überwacht wurde, wuchsen die Prostatatumoren unaufhaltsam, der PSA-Wert war nach einem Jahr um mindestens sechs Prozent gestiegen. In der Therapiegruppe dagegen waren die PSA-Werte durchschnittlich um vier Prozent gesunken: Keiner der Patienten benötigte daraufhin eine Operation. Das waren immerhin zehn Prozent Differenz bei den PSA-Werten zwischen den beiden Gruppen – was unter anderem bedeutete, dass das Immunsystem der durch Ernährung, Entspannung und Sport behandelten Männer siebenmal besser darin war, Krebszellen zu vernichten. Dean Ornish kommentierte das Ergebnis so: „Die Medizin konzentriert sich immer noch darauf, Schäden zu beheben, statt deren Ursachen zu bekämpfen. Wir müssen uns den Ursachen widmen."

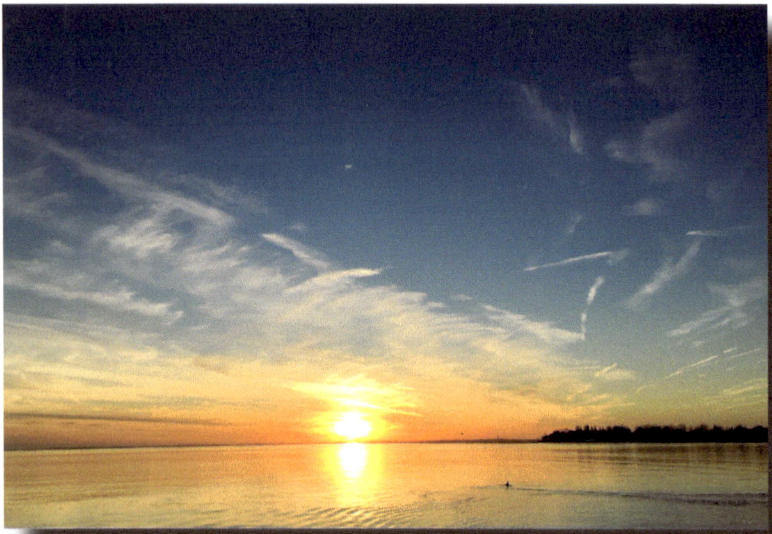

Bei der Entstehung von Krankheiten kommt dem Stress und dem menschlichen Geist eine von der allgemeinen Medizin bisher maßlos unterschätzte Bedeutung zu. Das wusste auch ein amerikanischer Facharzt für Radiologie und Krebskrankheiten: O. Carl Simonton. Er trainierte Tumorpatienten in der Fähigkeit, gesunde Gedanken gezielt zu entwickeln, sie von „ungesunden Gedanken" zu unterscheiden und diese gezielt zu unterdrücken. Das spezielle Training wird heute noch Simonton-Methode genannt. Mit Hilfe dieser Methode werden im Gehirn spezielle Bereiche trainiert, was zur Ausschüttung bestimmter positiver Botenstoffe führt. Dadurch werden Immunzellen aktiviert und Hormone sowie andere Stoffe gebildet, die letztlich Auswirkungen auf die Bekämpfung von Tumorzellen, auch auf den Blutdruck und schließlich auf die seelische Verfassung des Patienten haben.

Genau genommen schließen die Patienten Frieden mit ihrer Krankheit, ohne dabei den Gesundungswillen aufzugeben. Etwa in der Art: „Bei aller Angst vor der Krankheit, bei aller Ungewissheit vor dem Ausgang bin ich fest entschlossen, mich der Krankheit zu stellen und sie zu besiegen."

Auch andere, oft sogar ähnliche Verfahren zielen darauf ab, den Krankheitsfaktor nachhaltig zu behandeln. Ein paar der Methoden, der Wirkung von Stress wirksam zu begegnen, sollen hier genannt werden:

Achtsamkeit

Dieser Begriff spielt in der Psychoimmunologie eine bedeutende Rolle. Mit dem Begriff Achtsamkeit wird ein Programm zur Stressverminderung bezeichnet, das unter anderem zum Ziel hat, nicht veränderbare Tatsachen zu akzeptieren – also auch Umstände wie die Krebserkrankung. Der Begriff Achtsamkeit ist in den letzten Jahren zu einem wahren Modewort geworden. Dennoch wissen viele nicht, was genau darunter zu verstehen ist. Genau genommen entspricht Achtsamkeit dem Sinnspruch, der als „Gelassenheitsgebet" nach dem zweiten Weltkrieg aus den USA nach Deutschland kam. Der Spruch wird dem amerikanischen Theologen Karl Paul Reinhold Niebuhr zugeschrieben:

Gott, gib mir die Gelassenheit,
Dinge hinzunehmen, die ich nicht ändern kann,
den Mut, Dinge zu ändern, die ich ändern kann,
und die Weisheit, das eine vom anderen zu unterscheiden.

Mit dem Begriff Achtsamkeit wird ein Programm zur Stressverminderung bezeichnet, welches der Verhaltensmediziner Jon Kabat-Zinn 1979 von der Universität von Massachusetts auf der Basis uralter buddhistischer Lehren als „Mindfulness Based Stress Reduction" (Stressbewältigung durch Achtsamkeit), kurz MBSR, entwickelt hat.

Das Programm wird normalerweise unter fachkundiger Anleitung in Gruppen absolviert und dauert etwa acht Wochen. Es beinhaltet einfache Yogaübungen, Meditation und Atemübungen. Teilnehmer werden verpflichtet, auch außerhalb der Gruppentherapie täglich 30 bis 60 Minuten mit den gelernten Übungen zu verbringen.

Da ein wesentliches Ziel der Achtsamkeit darin besteht, nicht veränderbare Tatsachen zu akzeptieren, also die Dinge so sein zu lassen, wie sie sind, andererseits schädliche Geisteshaltungen wie Pessimismus zu korrigieren und dadurch dem ursprünglichen Zustand unseres Geistes, also dem seelischen Gleichgewicht wieder näher zu kommen, bietet sich die Methode sehr gut für Tumorpatienten und ihre Angehörigen an.

Das Praktizieren der Achtsamkeit hat mit anderen Meditations- und Entspannungsübungen gemeinsam, dass es die Aufmerksamkeit des Patienten auf die Wahrnehmung gegenwärtiger Erlebnisse richtet und dadurch negativ wirkende Gedanken verhindert. Wie Harald Walach von der Europa-Universität Viadrina berichtet, sind mittlerweile eine ganze Reihe von Studien über Achtsamkeitstraining bei Tumorpatienten durchgeführt worden. Sie ergaben einen deutlichen Effekt bei der Verringerung von Depression und Angst.

Die Effekte sind dabei vor allem im Bereich der Lebensqualität und Stimmungsverbesserung zu finden, während physische Maße, wie etwa Schmerz oder verbesserte körperliche Symptome in aller Regel eher kleine Effekte aufweisen. Jedenfalls hat erst vor zwei Jahren eine in der Medizinzeitschrift „Lancet“ veröffentlichte Studie nachgewiesen, dass eine auf Achtsamkeit basierende Methode bei Patienten mit Depression ähnlich gut vor Rückfällen schützte wie stark wirksame Medikamente.

Durch Achtsamkeitsübungen werden mit der Zeit Denkmuster und Verhaltensweisen, die sich über Jahrzehnte entwickelt haben, verändert und normalisiert. Das führt zur Beruhigung und Stabilisierung des Geistes, zu erhöhter Geduld im Umgang mit sich selbst, zum Nachlassen von Ängsten und depressiven Stimmungen, zur Vermeidung von heftigen negativen Gemütserregungen wie Wut und Ärger, zu mehr Lebensfreude – auch angesichts schwieriger Situationen und Lebensumstände.

Ein kluger Achtsamkeitscoach hat die Methode einmal so definiert: „Wir nennen das, im menschlichen Geist ein Gegenfeuer legen, um einen Großbrand zu verhindern."

Weitere Methoden, um Stress abzubauen

Autogenes Training

Das Autogene Training (abgekürzt AT) ist eine Form der Selbstbeeinflussung (Autosuggestion). Da sie aus der Hypnose entwickelt wurde, ist sie nur unter kundiger Anleitung in Gruppen, Einzelsitzungen oder über Tonträger erlernbar.

Imagination

Der Begriff kommt von dem lateinischen Wort „Imago", was Einbildungskraft oder Fantasie bedeutet. Bei dieser Therapieform werden bildhafte Vorstellungen genutzt, die der Entspannung, der Ablenkung von Schmerz, der Verstärkung positiver Gefühle und der besseren Fähigkeit zur Bewältigung der Krankheit dienen.

Kognitive Verhaltenstherapie

Die Behandlung mit Kognitiver Verhaltenstherapie (KVT) hat in erster Linie zum Ziel, falsche und dadurch für die Gesundheit schädliche Denkmuster eines Patienten aufzudecken und zu verändern. Die Kognitive Verhaltenstherapie, die immer von ausgebildeten Therapeuten durchgeführt wird, geht davon aus, dass das menschliche Verhalten erlernt ist und deshalb auch wieder verändert werden kann.

Meditation

Wie wohl jeder weiß, wenden Menschen die Meditation als spirituelle Übung oder als Konzentrationsübung seit Jahrtausenden an. Bei uns wird die Meditation unabhängig von religiösen Zusammenhängen zur Förderung des allgemeinen Wohlbefindens, als Mittel zur Entspannung, zur Stressbewältigung sowie zur Behandlung körperlicher und psychischer Erkrankungen eingesetzt.

Progressive Muskelentspannung

Diese Methode geht auf den amerikanischen Arzt Edmund Jacobson (1888–1983) zurück. Durch gezielte und gewollte Anspannung bestimmter Muskelgruppen, die dann ebenso gezielt wieder entspannt werden, kann eine wohltuende Entspannung der gesamten Muskulatur und dadurch dann auch eine Verringerung der psychischen Anspannung erreicht werden.

Qigong

Sprachlich bedeutet diese Methode sinngemäß „Verbesserung der vitalen Kraft des Körpers". Bei den medizinisch eingesetzten Versionen gehören Atemübungen, Körper- und Bewegungsübungen, Konzentrationsübungen und Meditation zum Programm.

Quantenmedizin

Auch die Übungen der Quantenmedizin basieren darauf, sich seiner Gedanken bewusst zu werden und auf der Ebene des Geistes und der Seele Einfluss auf die körperliche Gesundheit zu nehmen. Verstanden wird darunter das natürliche, geistig-seelische Gleichgewicht, das mit Gefühlen von Gelassenheit, angenehmem Zustand und Klarheit umschrieben werden könnte.

Tai-Chi

Tai-Chi bedeutet eigentlich „Schattenboxen". Diese ursprünglich fernöstliche Methode ist eigentlich eine Variante des Qigong, die sich vom ursprünglichen Kampfsport zu einer Form der Heilgymnastik, kombiniert mit Meditation, entwickelt hat. Es dient dazu, die körperliche und geistige Ausdauer zu verbessern sowie Muskeln und Gelenke zu kräftigen und geschmeidiger werden zu lassen.

Yoga

Diese ursprünglich aus Indien kommende Methode, Körper und Geist durch körperliche Übungen, Meditation und Atemübungen ins Gleichgewicht zu bringen, hat in der unterstützenden Behandlung von Krebserkrankungen inzwischen einen festen Platz. Dies soll durch Atemübungen, Heilgymnastik, Konzentrationsübungen und Meditation geschehen.

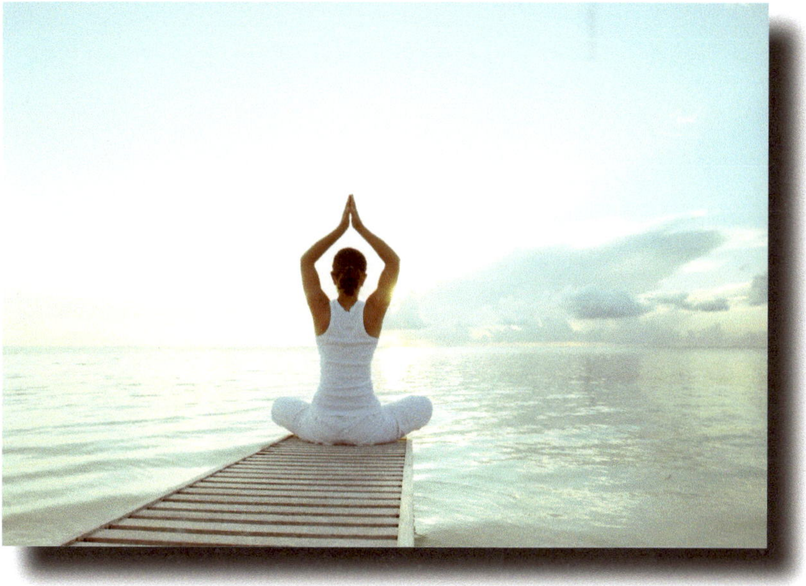

Die einzelnen Methoden werden hier nur kurz erklärt. Wie bereits erwähnt, sollte jeder Patient in Abstimmung mit seinem Therapeuten die für ihn am besten passende Methode herausfinden.

15

Was den Krebs zum Rückzug zwingt

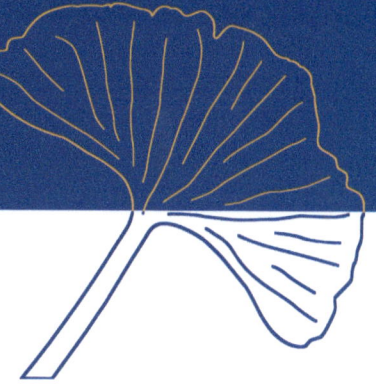

Weshalb die Chemotherapie wirksam ist, aber bei fortgeschrittenem metastasiertem Krebs als Kunstfehler betrachtet werden sollte. Warum ich meine Präparate und Behandlungskombinationen habe schützen lassen. Und weshalb ich Methadon in der Krebsbehandlung strikt ablehne.

Was den Krebs zum Rückzug zwingt

Weshalb die Chemotherapie wirksam ist, aber bei fortgeschrittenem metastasiertem Krebs als Kunstfehler betrachtet werden sollte. Warum ich meine Präparate und Behandlungskombinationen habe schützen lassen. Und weshalb ich Methadon in der Krebsbehandlung strikt ablehne.

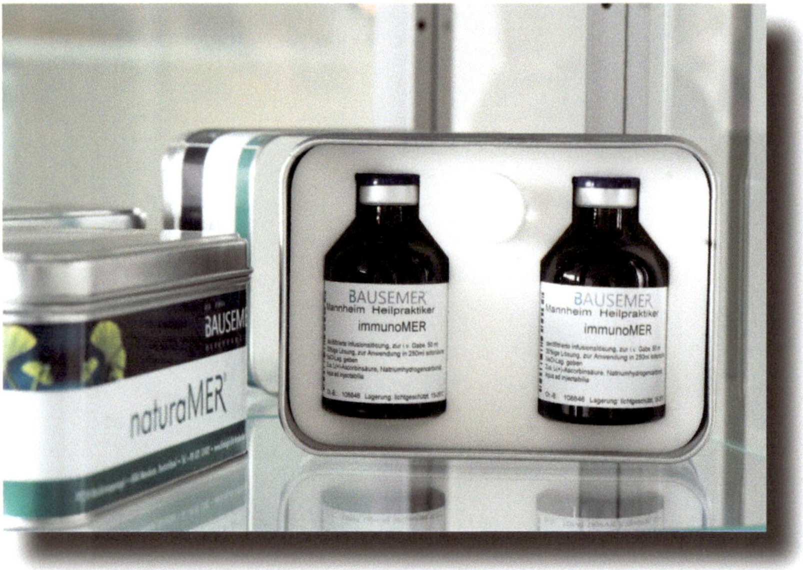

Petra F. ist Krankenschwester. Und Tumorpatientin. Vor fünfeinhalb Jahren war bei ihr ein früh entdeckter Tumor am Eileiter operiert worden. Sie hatte sich damals einer Chemotherapie unterzogen. Kurz nachdem sie von der Schulmedizin als „geheilt" betrachtet worden war, weil sie ihren Krebs fünf Jahre überlebt hatte, wurde erneut Krebs entdeckt – ein Rezidiv, wie man in der Fachwelt sagt. Diesmal hatten sich bereits Metastasen im ganzen Unterleib gebildet.

Als Krankenschwester wusste Petra genau, dass ihre Aussichten, durch eine erneute Chemotherapie zu genesen, sehr gering waren. „Ich habe mich dennoch entschieden, eine Chemotherapie zu machen – das Prinzip Hoffnung", sagt sie. Hinterher tat es ihr leid, denn die Nebenwirkungen waren entsetzlich: „Ich habe im Bett gelegen, konnte wirklich nur vom Bett bis zur Toilette gehen. Ich hatte wahnsinnige Schmerzen in den Beinen." Eine weitere Chemotherapie wird sie nicht machen, das steht fest. Denn sie ist sich sehr im Zweifel, ob sie für einen Monat längere Lebenszeit ihre Lebensqualität für viele Wochen opfern sollte. „Also, für mich ist es eher sinnvoll, den Tagen Leben zu geben, als dem Leben Tage", versichert sie.

Das trifft auch meine persönliche Ansicht als Therapeut, Berater und Heilpraktiker: den Tagen, Wochen, Monaten und sogar Jahren dieser Kranken mehr Leben zu geben. Den Fall von Petra F. schildert der mehrfach preisgekrönte Medizinjournalist Frank Wittig in seinem Bestseller „Die weiße Mafia", in dem er auch Machenschaften der Krebstherapeuten an den Pranger stellt. So sehr ich auch die Schulmediziner achte und schätze, mit denen ich ständig zusammenarbeite – die von Wittig geschilderten Umstände machen es mir zunehmend schwer, die mir gegenüber oft geäußerten Vorwürfe der „Bereicherung mit Hilfe zweifelhafter Methoden" mit Gleichmut hinzunehmen. Hier nur ein paar Kostproben aus dem Buch:

„Jetzt wird's schwer! Denn nun geht es nicht mehr nur um die Wirksamkeit oder Wirkungslosigkeit von Medikamenten. Nicht nur um schamlose Bereicherung am Leid Hunderttausender Menschen. Nicht nur um die unheilige Allianz zwischen Ärzten und Industrie, die unser Gesundheitssystem so teuer zu stehen kommt. Es geht hier für die betroffenen Patienten und Patientinnen unmittelbar um Leben und Tod. [...] Es geht um die Chemotherapie bei fortgeschrittenem metastasiertem Krebs. Brust, Darm, Lunge, Bauchspeicheldrüse: Wenn diese Organe betroffen sind, kann die Chemotherapie nicht heilen. Aber sie kann manchmal das Leben verlängern. Wenn das gelingt, ist es meist nicht sehr viel Zeit, die gewonnen wird. Aber wer will sich anmaßen, diese Zeit zu bewerten? Ihr – seien es Wochen oder Monate – etwa die Zigtausende Euro gegenüberstellen, die aus den Kassen des Gesundheitssystems zur Rettung dieser Lebenszeit abgezogen werden? ‚Sie werden doch in diesem Zusammenhang nicht über Geld sprechen wollen?', sagte mir ein Onkologe."

So weit Wittig. Dazu kann ich nur eines sagen: Was meine Praxis betrifft, reden uninformierte Ärzte sehr gern über das Geld, das angeblich von meinen Patienten „zum Fenster hinausgeworfen wird". Obwohl es sich bei meinen Behandlungen nie gleich um zigtausend Euro handelt, und schon gleich gar nicht um das Geld, das von der zahlenden Solidargemeinschaft der Angehörigen gesetzlicher Krankenkassen bezahlt wird. Frank Wittig findet: „Angesichts der chronisch knappen Kassen im Gesundheitssystem und des oft ans Aberwitzige grenzenden Preis-Leistungs-Verhältnisses von (vor allem den neuesten, sogenannten zielgerichteten) Chemotherapien ist es unethisch, nicht darüber zu sprechen."

Wittig nennt als Beispiel das Präparat Erbitux, das zur Behandlung von Lungenkarzinomen angewendet wird und das im Durchschnitt eine Lebensverlängerung von 1,2 Monaten bewirkt. „Die knapp sieben Gramm, die für eine Behandlung notwendig sind, kosten in den USA 80.352 Dollar." Auch für die Behandlung des fortgeschrittenen Darmkrebses gibt es eine Chemo: Die Kombination von Erbitux und Camptosar schenkt den Patienten im Mittel 1,7 Monate Lebenszeit und kostet fast 100.000 Dollar. Weitere Medikamente für Lungenkrebs, die in Kombination verabreicht werden, kosten 120.000 Dollar und verlängern die Lebenszeit um etwa zwei Monate.

„Oft gelingt es in den Studien nicht, zu zeigen, dass die Therapeutika das Leben der Patienten auch nur um einen einzigen Tag verlängern", schreibt Wittig. Dann schildert er, wie manche Studien über Krebsmedikamente zustande kommen, die hinterher prompt die Zulassung erhalten und in die Leitlinien gehoben werden. „Eine weit verbreitete Technik, um gefährliche Nebenwirkungen in Medikamentenstudien herunterzuspielen, besteht in der Auswahl besonders gesunder Kranker", schreibt Wittig. Für solche Studien werden bevorzugt junge Tumorpatienten ausgewählt, die Nebenwirkungen noch ganz gut wegstecken können, während die typischen Kranken im Durchschnitt 70 Jahre alt sind, oft zusätzliche Krankheiten haben und besonders unter Nebenwirkungen leiden. In vielen Fällen werden jüngere Patienten, wenn sie starke Nebenwirkungen zeigen, aus der Studie wieder herausgenommen, damit nur die Patienten bleiben, die eine Behandlung ohne namhafte Nebenwirkungen überstehen.

Jedenfalls sind solche Krebsmedikamente am Ende patentgeschützt, unvorstellbar teuer und im Normalfall mit schweren Nebenwirkungen behaftet. Wenn ich dagegen selbst Behandlungsmethoden in meine Praxis aufnehme, achte ich vor allem darauf, dass keine oder kaum Nebenwirkungen auftreten, dass der Preis im Rahmen und die Lebensqualität der Patienten erhalten bleibt oder sogar spürbar gesteigert wird. Nur in einem Punkt habe ich mir ein Beispiel an der Pharmaindustrie genommen, nämlich was die Patentierung betrifft: Eine Reihe meiner Präparate sind deshalb inzwischen geschützt, da ich als einer der wenigen unabhängigen Tumortherapieberater in diesem Land nicht möchte, dass andere, weniger erfahrene Therapeuten, die Erkenntnisse und Erfahrungen einfach übernehmen, die ich in fünfundzwanzig arbeitsreichen Jahren gesammelt habe.

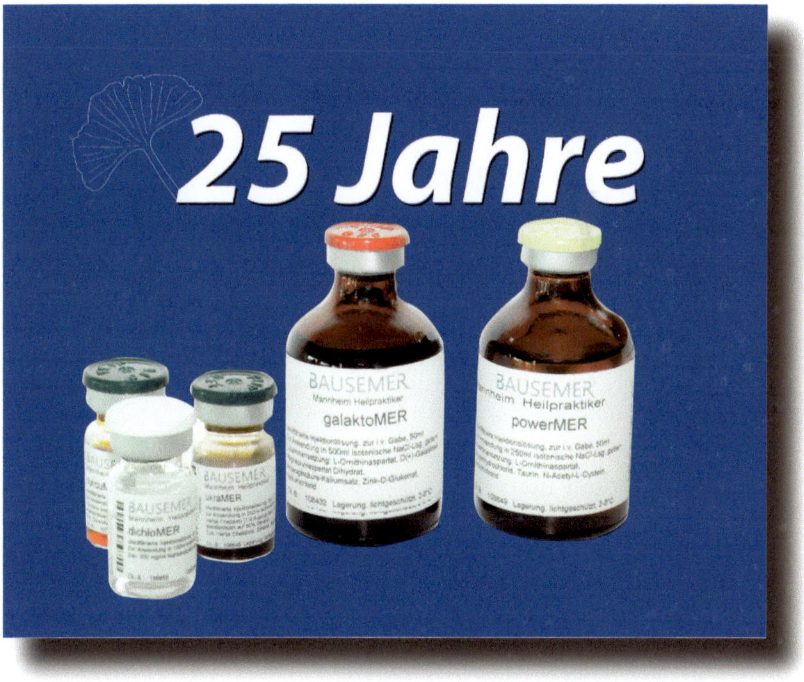

So sind Präparate und Behandlungskombinationen entstanden, etwa „immunoMER“ und „dicloMER“, oder auch meine spezielle Immuntherapie, die mit Methoden der Quantenmedizin verschränkt wird.

Ich möchte bei dieser Gelegenheit auch der Mode, Methadon zur adjuvanten Krebstherapie einzusetzen, ein paar überzeugt kritische Sätze widmen. Da Methadon als Ausstiegsdroge für Rauschgiftsüchtige gebräuchlich ist, zieht eine solche Behandlung in der Krebstherapie automatisch die Aufmerksamkeit der Medien auf sich.

Und jedes Mal, wenn im Fernsehen oder in überregionalen Zeitungen und Zeitschriften der Begriff „Methadon-Krebstherapie“ auftaucht, laufen bei uns die Telefone heiß, weil ein wahrer Ansturm des Interesses von Patienten und Angehörigen erfolgt.

Ich kann dazu nur eines sagen: Methadon wird weder in unserer Schwerpunktpraxis, noch von Kollegen, mit denen ich zusammenarbeite, als unterstützende Krebstherapie angewendet. Ich will auch gern erklären, warum das so ist. Methadon wird in der Suchttherapie und als Schmerzmittel eingesetzt. Für die Anwendung in der Krebsbehandlung gibt es bisher keine soliden wissenschaftlichen Grundlagen.

Im Deutschen Ärzteblatt wurde dem Mittel Methadon deshalb auch lediglich eine „Strohhalmfunktion ohne Evidenz“ bescheinigt – also mit anderen Worten: Es ist eine nutzlose Therapie, an die sich Tumorpatienten wie Ertrinkende an einen vorüber treibenden Strohhalm klammern. Sowohl Methadon als auch das eng verwandte L-Polamidon bergen bei Tumorpatienten erhebliche Risiken, heißt es im Beitrag der Autoren um Jutta Hübner von der Klinik für Innere Medizin in Jena.

Aus Erfahrungen mit Tumorpatienten, die Methadon in der Endphase der Krankheit als Schmerzmittel erhalten, ist bekannt, dass Patienten wegen der Nebenwirkungen und Wechselwirkungen mit anderen Medikamenten sorgfältig überwacht werden müssen. Dies ist aber nur bei stationärer Aufnahme gewährleistet. Von einem Einsatz während einer Chemo-, Hormon- oder Strahlentherapie, die normalerweise ambulant erfolgen, wird wegen der zu erwartenden gravierenden Nebenwirkungen dringend abgeraten.

Die Autoren warnen insbesondere davor, Methadon zusätzlich zu einer klassischen Krebstherapie und vor allem ohne Wissen der behandelnden Schulmediziner als „Wirkungsverstärker“ anzuwenden. Sie verweisen auf mehrere Fallberichte, in denen es zu schlimmen Folgen kam – ein Fall verlief sogar tödlich. In einer Langzeitstudie an Schmerzpatienten in den USA hatte sich übrigens gezeigt, dass Patienten, die Methadon erhielten, häufiger vorzeitig starben als Patienten, die ein anderes opioides Schmerzmittel erhalten hatten.

Auch die Deutsche Gesellschaft für Hämatologie und Onkologie (DGHO) rät davon ab, Methadon unkritisch als Krebsmittel einzusetzen. Dieser Meinung hat sich auch die Deutsche Krebshilfe angeschlossen. Prof. Bernhard Wörmann von der DGHO: „Methadon ist ein wirksames Mittel bei Tumorpatienten mit starken Schmerzen und ein wirksamer Ersatz bei Heroinabhängigkeit. Auf der Basis der bisher vorliegenden Daten ist ein Einsatz als Krebsmedikament außerhalb von klinischen Studien nicht gerechtfertigt.“

Ich bin jetzt ganz bewusst ausführlich auf eine Behandlungsform eingegangen, die ich – wie auch alle seriösen Onkologen – ablehne, solange keine Beweise für die Wirksamkeit und für die Ungefährlichkeit vorgelegt werden können. Denn das zeichnet meine Therapieeinrichtungen vor allem aus: Bei mir und meinem Team kommen nur Anwendungen mit erwiesener Wirkung und mit möglichst geringen Nebenwirkungen zum Einsatz.

Aber das ist nur einer der vielen Punkte, die unsere Praxis einzigartig machen. Denn unsere Therapiekonzepte kommen nie von der Stange, sondern sie basieren auf den individuellen Bedürfnissen unserer Patienten. Sie berücksichtigen Geschlecht, Alter, soziale Umgebung ebenso wie die Art und das Stadium der Krebserkrankung, in der die Patienten sich befinden. Das führt auch dazu, dass wir Medikamente anwenden, die teilweise eigens für diese Patienten angefertigt werden – sozusagen mit dem „genetischen Fingerabdruck ihrer Erkrankung". Das ist schließlich auch der Grund dafür, dass wir auf höchste Qualität bei den eingesetzten Geräten und Verfahren achten. Nur das Beste ist uns gut genug.

Wenn ich von mir behaupte, dass ich einer der wenigen unabhängigen Tumortherapieberater in unserem Lande bin, dann nicht ganz ohne Stolz, aber auch ohne Übertreibung. Denn es ist nicht selbstverständlich, dass ein Heilpraktiker sich auf das Gebiet der Krebserkrankungen wagt und hier zum Wohle seiner Patienten die Spreu der möglichen Therapieverfahren gründlich vom Weizen trennt.

Vielleicht nicht selbstverständlich, aber doch naheliegend: Schließlich ist es der Heilpraktiker, der sich ausschließlich mit natürlichen Methoden befasst, eine Krankheit ganzheitlich zu behandeln. Also ein Therapeut, der nach den Gesetzen der Natur therapiert und der grundsätzlich den ganzen Menschen sieht, wenn er eine Krankheit zu heilen versucht.

Unabhängig – das heißt für mich, keiner Klinikleitung und keinem dort ansässigen Sparkommissar verpflichtet zu sein. Das heißt aber auch, über den Tellerrand der Schulmedizin hinauszublicken und wirksame Verfahren aus der Naturheilmedizin sinnvoll mit wiederum sinnvollen Möglichkeiten der klassischen Medizin zu verbinden. Die Betonung liegt in der Tat auf dem Wort sinnvoll. Denn es kann nicht sinnvoll sein, einem Tumorpatienten im Endstadium noch die Qualen einer weiteren Chemotherapie zuzumuten, anstatt ihn seine letzten Tage zuhause im Kreise seiner Angehörigen möglichst friedlich erleben zu lassen.

Das zum Beispiel verstehe ich unter der nützlichen Tätigkeit des Tumortherapieberaters – der sichere Lotse zu sein für seine Patienten. Dabei habe ich, wie ich schon häufig in diesem Buch betonte, nichts gegen die Schulmedizin, so lange sie ihre Patienten ordentlich und sinnvoll versorgt.

Das kann sie. Dafür ist sie da. Und deshalb arbeite ich auch eng mit der Schulmedizin zusammen.

Wenn ein Patient zu mir und meinen hochqualifizierten Mitarbeitern kommt, dann erarbeiten wir die Behandlungskonzepte, und zwar in mehreren Schritten. Immer gemeinsam mit Patienten, Angehörigen und Kollegen. Weil es in der klassischen Therapie der Schulmedizin vor allem am Service mangelt, bieten wir außer dem Onkologie Coaching und der Festlegung optimaler Therapieabläufe auch die individuelle Betreuung der Patienten an – bis hin zur Hotelorganisation, einem Shuttleservice für auswärtige Personen und einer bedarfsgerechten Rund-um-die-Uhr-Erreichbarkeit in Notfällen.

Durch die Zusammenarbeit in einem onkologischen Netzwerk können wir die zeitnahe, integrative Therapie fachübergreifend und mit allen behandelnden Therapeuten abgestimmt sicherstellen.

Bausteine der Onkologie

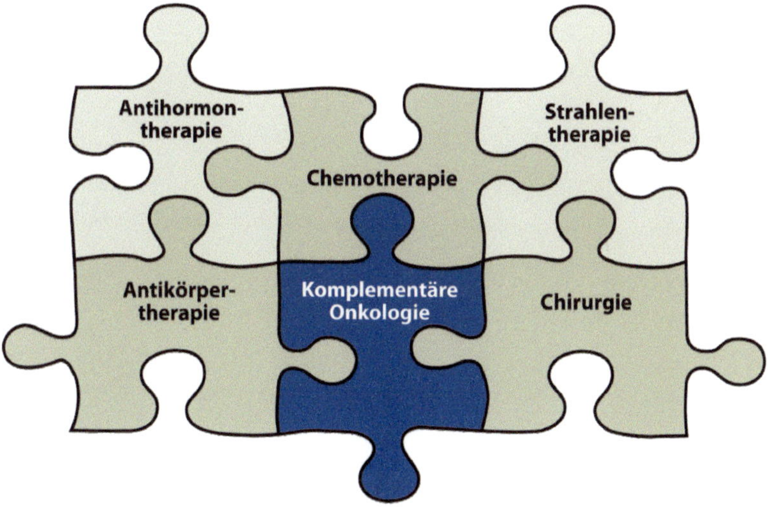

Wie Puzzlesteine greifen die Behandlungen der Schulmedizin und die Komplementäre Tumortherapie ineinander.

Um unser Angebot abzurunden, habe ich dieses onkologische Netzwerk geschaffen, in das verschiedene Fachkliniken, onkologische Zentren und eine ganze Reihe onkologischer Fachärzte eingebunden sind. Dort halte ich regelmäßig Sprechstunden zu den Möglichkeiten der komplementären Krebstherapien ab. Dadurch ist eine umfassende ortsnahe Information und Versorgung während des gesamten Krankheitsverlaufes gewährleistet. Meine Therapien stimme ich regelmäßig mit diesen medizinischen Einrichtungen ab, um für jeden Patienten individuell die beste und vielversprechendste Kombination von Therapien zu finden. Das ist mir ein besonderes Anliegen, denn ohne ganzheitlichen Ansatz ist eine nutzvolle und wirklich erfolgreiche Krebsbehandlung meines Erachtens gar nicht mehr denkbar. Glücklicherweise sind inzwischen viele aufgeklärte Schulmediziner ebenfalls dieser Meinung.

Bausteine der Komplementärmedizin

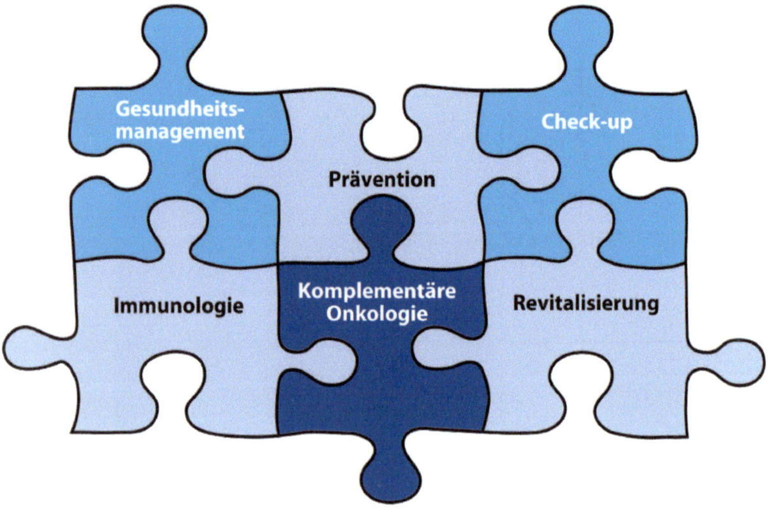

Gesundheitsmanagement, Prävention, Check-up, Immunologie, Komplementäre Onkologie und Revitalisierung gehören in der unterstützenden Krebstherapie zusammen.

Schließlich handelt es sich bei der Erkrankung nicht nur um einen Darm, der Krebs hat, oder um eine Brust mit bösartigen Knoten, oder um einen Blasentumor – es ist immer und grundsätzlich ein verletzlicher Mensch mit einer unendlichen Gefühlswelt, der da betroffen ist. Dieses Bewusstsein muss zurück in die Köpfe der Onkologen. Und deshalb ist es genauso wichtig, die Seele und das Gemüt das Patienten zu stabilisieren wie den Tumor im OP-Saal zu entfernen.

Lebensqualität ist es, was wir in unserer Schwerpunktpraxis den Patienten wiedergeben wollen. Das ist jedenfalls mein Credo, wenn ich dem Leid und zugleich der hoffenden Zuversicht hilfesuchender Patienten begegne. Und das ist auch der Grund, weshalb ich im wissenschaftlichen Beirat der Leonardis Stiftung tätig bin. Denn im Kampf gegen den Krebs kann nur eine Methode gewinnen: die sinnvolle Kombination aus Schulmedizin und unterstützenden Verfahren.

16

Bausteine der Komplementären Onkologie

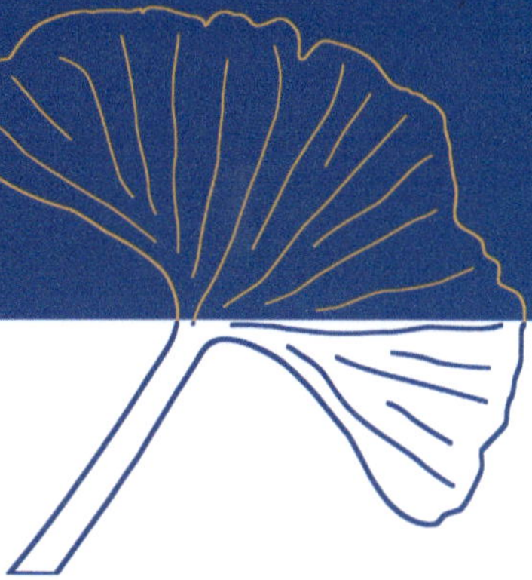

Welche Diagnoseverfahren wir einsetzen, um die beste Therapie zu finden. Was Eigenblutbehandlung, Sauerstofftherapie und Behandlungen mit Organextrakten bewirken können. Und wie ein Wirkstoff mit dem Namen Dichloracetat dem Tumor den Säurehahn zudreht.

Bausteine der Komplementären Onkologie

Welche Diagnoseverfahren wir einsetzen, um die beste Therapie zu finden. Was Eigenblutbehandlung, Sauerstofftherapie und Behandlungen mit Organextrakten bewirken können. Und wie ein Wirkstoff mit dem Namen Dichloracetat dem Tumor den Säurehahn zudreht.

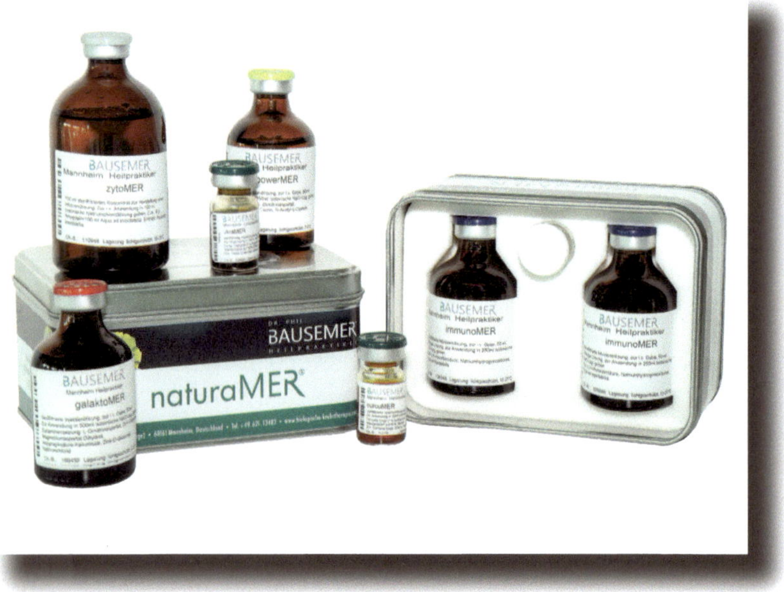

Wissen, woran es wirklich mangelt

Es bedarf stets einer ganzen Reihe von Laboruntersuchungen, bevor wir mit einem Patienten über konkrete Therapievorschläge reden können. Denn nur wenn geklärt ist, welche Mängel insgesamt in einem Organismus vorliegen, können wir eine ganzheitliche und umfassende Versorgung planen.

Die Inventur der Immunzellen

Das beginnt stets mit einer sogenannten Immundiagnostik, bei der genau untersucht wird, wie viele Abwehrzellen einer ganz bestimmten Art überhaupt vorhanden – und wie schlagkräftig sie dann auch sind. Im Kapitel über Dendritische Zellen habe ich bereits eine dieser Maßnahmen ausführlich geschildert. Aber es geht darüber hinaus auch noch um die Zahl und Leistungsfähigkeit der roten Blutkörperchen, die den Sauerstoff transportieren. Es geht um natürliche Killerzellen, um weiße Blutkörperchen und um jene Abwehrzellen, die in der Milz oder im Knochenmark reifen und dort für ihre Aufgaben geschult werden.

Fehlt es an Nährstoffen oder Vitaminen?

Die zweite wichtige Diagnostik ist die Mineralstoffanalyse, bei der je nach individuellen Anzeichen des Patienten untersucht wird, ob ausreichend Mineralstoffe und Spurenelemente, auf die es bei der Krebsbehandlung oft entscheidend ankommt, wie Magnesium, Kalzium, Selen, Zink, Kupfer oder Bor, vorhanden sind. Nach dieser Untersuchung richten sich dann eventuelle Gaben von Arzneimitteln. Das gleiche gilt für den Vitaminstatus, der erkennen lässt, ob die erforderlichen Mengen aller wichtigen Vitamine im Organismus vorhanden sind.

Vitamine und Mineralstoffe spielen als wichtige Bausteine bei der Bildung von Enzymen eine entscheidende Rolle. Schon eine minimale Unterversorgung kann beispielsweise die Denkfähigkeit beeinträchtigen, die Anfälligkeit für Infektionskrankheiten erhöhen oder chronische Entzündungen fördern. Liegen dagegen zu hohe Konzentrationen vor, kann es zu Krankheitsanzeichen oder Vergiftungserscheinungen kommen – dann ist ein Ausgleich erforderlich. Jedenfalls ist häufig ein Ausgleich des Säure-Basen-Haushaltes unumgänglich. In vielen Fällen sind Störungen der Darmflora ausschlaggebend für Mangelsituationen, weil bestimmte Nährstoffe zwar mit der Nahrung in ausreichender Menge zugeführt werden, vom Darm aber nicht ausreichend aufgenommen werden können.

Was wir an Tumorzellen im Blut erkennen

Der Nachweis von frei im Blut schwimmenden Tumorzellen ist eine weitere diagnostische Hilfe, auf die wir unsere Behandlungen stützen. Solche „frei zirkulierenden Tumorzellen“ kann man selbst bei gesunden Menschen im Blut finden – es kommt jedoch immer auf die Anzahl an. Auch wenn man keine konkrete Aussage machen kann, ob bei der Feststellung einer bestimmten Anzahl solcher Tumorzellen bereits Metastasen vorliegen. Diese Diagnose ist jedenfalls während der Behandlung von großer Hilfe, um deren Wirksamkeit nachzuweisen. Auch wenn man bereits Tochtertumoren gefunden hat, kann man durch die ermittelte Zahl der frei zirkulierenden Tumorzellen die Wirksamkeit oder Unwirksamkeit einer Chemo- oder Strahlentherapie nachweisen.

Hier nur als Beispiel ein Auszug aus dem Laborbefund einer meiner Brustkrebspatientinnen, bei der bereits Metastasen in Leber, Knochen und Lymphknoten vorlagen: Nach der Operation des Rezidivs des Mammakarzinoms im Januar 2015 fand sich eine mäßig erhöhte Anzahl tumorverdächtiger Zellen, die nach der Operation eines metastatisch befallenen Lymphknotens gering angestiegen war. Jetzt, im Verlauf von zehn Monaten, bei aktuell diagnostiziertem Progress, zeigt sich eine Zellzahlverringerung auf ein niedriges Niveau.

Wie wir die Wirksamkeit von Chemotherapien überprüfen

Ein anderes Verfahren setzen wir beim Wirksamkeitstest für Chemotherapien ein. Denn Krebszellen reagieren selbst bei der gleichen Art des Tumors von Patient zu Patient unterschiedlich auf bestimmte Chemotherapeutika. Es kann sogar vorkommen, dass Krebszellen noch während einer erfolgreich laufenden Chemotherapie unempfindlich für diese Medikamente werden. Wird später dann erneut eine Chemotherapie erforderlich, wirken diese Mittel nicht mehr.

Daher ist es bei der Behandlung von Tumoren sinnvoll, vor der Verabreichung von Krebsmedikamenten zu testen, ob eine Hemmung des

Tumorwachstums zu erwarten ist oder nicht. Schließlich gehen Chemotherapien stets mit heftigen Nebenwirkungen einher, die man den Patienten in gewissen Fällen dann ersparen kann. Umso wichtiger ist es, nach einem fehlgeschlagenen Therapieversuch und bei der Behandlung von Rückfällen oder Metastasen die Empfindlichkeit des Tumorgewebes gegenüber dem geplanten Präparat zu testen.

Wir verfügen über Testverfahren, mit denen sich die Wirksamkeit einer Chemotherapie schon vor der Behandlung mit einer Genauigkeit von mehr als 95 Prozent feststellen lässt. Dafür wird eine Gewebeprobe des Tumors bei einem Speziallabor eingereicht. Im Labor kann die Wirkung des Krebsmedikamentes auf die Tumorzellen zur Sicherheit in drei verschiedenen Konzentrationen des Mittels festgestellt werden. Daraus lässt sich mit hoher Sicherheit erkennen, ob eine Behandlung Erfolg verspricht oder nicht. Während des Verlaufs der Chemotherapie kann wiederum die schon beschriebene Diagnose der Anzahl frei zirkulierender Tumorzellen im Blut die Wirksamkeit dieser Behandlung bestätigen.

Der Entzündung auf der Spur

Bei Tumorpatienten liegt in fast allen Fällen auch eine chronische Entzündung vor, die vor allem durch Botenstoffe aus den Tumorzellen gefördert wird. Es ist daher unerlässlich, den Schweregrad einer solchen Entzündung diagnostisch festzustellen, weil er wichtige Hinweise auf den Fortschritt der Krankheit und auf die Art der erforderlichen Behandlung liefert. Das geschieht beispielsweise durch die Feststellung der sogenannten Entzündungsmarker im Blut des Patienten.

Dabei können uns drei Entzündungswerte helfen:

- **Das C-reaktive Protein** (CRP). Dabei handelt es sich um einen Eiweißstoff, der in der Leber gebildet wird und normalerweise erkrankte oder zerstörte Körperzellen markiert, damit sie von den dafür spezialisierten Zellen des Abwehrsystems vernichtet werden.

- **Die Anzahl der weißen Blutkörperchen** (Leukozyten), die einen wichtigen Teil des Abwehrsystems darstellen. Die Aufgabe der Leukozyten besteht in der unmittelbaren Abwehr von Erregern im Organismus. Bei der Krebserkrankung ist der Wert, der normalerweise zwischen 4.000 und 10.000 Zellen pro Mikroliter Blut liegt, oft deutlich erhöht.

- **Die Blutsenkungsgeschwindigkeit.** Sie spielt heute, da CRP und Leukozytenmessung schneller genauere Ergebnisse liefern, nur noch eine untergeordnete Rolle. Der Wert misst die Zeit, die Blutkörperchen brauchen, um in einem senkrechten Reagenzglas zum Boden zu sinken. Liegt eine Entzündung vor, verklumpen nämlich die Blutkörperchen und sinken daher schneller zu Boden als bei gesundem Blut.

Das Heer der Darmbakterien mobilisieren

Der große Arzt und Philosoph Paracelsus hat es im 16. Jahrhundert so formuliert: „Der Tod sitzt im Darm". Heute wissen wir erst, wie recht er hatte. Denn immerhin ist der Darm des Menschen mit mehr Bakterien besiedelt als der menschliche Körper überhaupt Zellen hat. Und deshalb kann sich eine falsche Völkerwanderung unter diesen Siedlern auch schlimm auf die Gesundheit auswirken.

Weil der Darm mit seiner mehrere hundert Quadratmeter großen Innenfläche gleichzeitig unsere größte Kontaktfläche mit der Umwelt ist, hat er auch entscheidende Aufgaben, die unserer Gesundheit dienen. Er ist schon einmal unser wichtigstes Immunorgan, denn es gehört zu seinen Pflichten, Schadstoffe, Allergene oder Krankheitserreger abzuwehren. Wie Dr. Andreas Rüffer es in einem Beitrag für die Zeitschrift „Die Naturheilkunde" treffend formuliert hat:

„Der Darm ist das größte Trainingscamp unserer Immunabwehr. […] Darüber hinaus versorgen die Darmbakterien unsere Darmschleimhaut mit Energie und fördern Darmdurchblutung sowie -motilität".

Im gleichen Heft schrieb Chefredakteur Maik Lehmkuhl: „Die Gesamtheit aller Mikroorganismen, die den Darm besiedeln, ist von lebensentscheidender Bedeutung für uns." Wie er sagt, beherbergen wir Abermillionen von „stillen Fahrgästen", die weder schaden noch nützen. Schlimmer sind die „ungebetenen Gäste", die Schäden anrichten, indem sie etwa Säuren ausscheiden, wenn sie von unseren Nährstoffen genascht haben. Der wichtigste Part jedoch sind die Milliarden von „erbetenen Gästen", die seit Jahrtausenden mit dem Menschen in einer Win-Win-Beziehung stehen. Sie erhalten von uns Nahrung, Geborgenheit und Schutz. Dafür revanchieren sie sich, indem sie wichtige Aufgaben übernehmen. Sie fördern die Bildung bestimmter Vitamine, regen die Verdauung an, halten die Bewegung des Darms auf Trab, sorgen für eine gesunde Funktion der Darmwände und regen das Abwehrsystem an. Symbiose nennt man eine solch partnerschaftliche Beziehung, von der beide Seiten etwas haben.

„Darmmikrobiota" ist die wissenschaftliche Bezeichnung für dieses riesenhafte System von Kleinstlebewesen im menschlichen Darm, das manche von uns auch unter der Bezeichnung „Darmflora" kennen. Wehe, wenn es gestört wird. Dann machen sich übermäßig viele der „ungebetenen Gäste" in unserer Darmflora breit, was zu einer erhöhten Durchlässigkeit der Darmschleimhaut für Krankheitserreger und krebserregende Stoffe führen kann. Falls diese in die Blutbahn geraten, entstehen häufig Krankheiten wie Allergien, chronische Entzündungen und schließlich auch Krebs. Letzteres ist wohl nie allein einer Störung des Darms zuzuschreiben, aber ein gewisser Faktor bleibt es doch, vor allem in Verbindung mit einer chronischen Entzündung.

Auch aus diesem Grunde ist eine Analyse der Darmflora mit der eventuellen Konsequenz einer Darmsanierung unverzichtbar in der Vorbereitung einer ganzheitlichen Krebstherapie. Nun lassen sich wohl hunderte von Werten in Stuhlproben messen – aber es kommt dabei auf einige wenige an, die ganz konkrete Schlüsse auf gesundheitliche Störungen zulassen. Ich will Sie hier nicht mit lateinischen Fachbegriffen langweilen. Jedenfalls lassen sich aus solchen Werten Maßnahmen ableiten, die zu einer Regulierung und Normalisierung der Darmflora führen.

Zum Beispiel kommen bei uns sogenannte Probiotika zum Einsatz, das sind Milchsäurebakterien verschiedener Stämme, die das Gleichgewicht der Darmbakterien wiederherstellen können, indem sie die unerwünschten Bakterien vertreiben. Ähnlich wirken Präbiotika, was wiederum Stoffe wie Inulin oder Oligofructose sind, die ein besseres Klima für das Wachstum der erwünschten Darmbakterien schaffen. Werden Probiotika und Präbiotika kombiniert, verstärken sie noch gegenseitig ihre gesunde Wirkung.

Wie diese Wirkungen genau vor sich gehen, ist noch nicht vollständig erforscht. Nach Dr. Mathias Oldhaver entstehen vermutlich bei der Verstoffwechselung von Probiotika Fermentationsprodukte, die eine Schutzwirkung bei der Entstehung bösartiger Dickdarmtumoren ausüben. Außerdem nimmt man an, dass die Neuentstehung von Tumorzellen gehemmt und krebserregende Stoffe von den Probiotika gebunden und neutralisiert werden.

Kaum zu glauben, aber der Arzt Hippokrates war es, der bereits 300 Jahre vor Christus formulierte:

„Der gesunde Darm ist die Wurzel aller Gesundheit."

Wenn Blut zur Arznei wird

„Die Bloody Mary ist heute wieder einmal besonders gut geraten", witzelt Gerda Z., die gerade an der Infusion hängt. Mit „Bloody Mary" meint sie natürlich keinen Cocktail, sondern vielmehr das eigene, mit Ozon behandelte Blut, welches ihr gerade über eine Vene in der Armbeuge zurück in den Kreislauf gegeben wird. Mit dieser sogenannten Eigenblut-Ozon-Therapie unterstützen wir bei Tumorpatienten die Durchblutung und verabreichen zugleich ein natürliches und nebenwirkungsfreies Zellgift, das Zellen des Tumors zum Absterben bringt.

Wie das funktioniert? Ich will es erklären. Ozon ist eine recht aggressive Verbindung von Sauerstoff, die Krankheitskeime wie Bakterien, Viren und Pilze abtöten kann und deshalb weltweit zur Entkeimung und Aufbereitung von Trinkwasser genutzt wird. Ein relativ gefährlicher Stoff also. Aber er hat auch seine guten Seiten. Wir nutzen ihn ohne Gefahr für Leib und Leben zur Bekämpfung der Krebserkrankung. Denn Ozon kann die Durchblutung im Organismus verbessern, wenn man dem Kreislauf eine kleine Menge Blut entnimmt und dieses mit dem Ozon behandelt.

Nun wirkt das Ozon in einer sterilen Glasflasche auf die Zellmembranen der roten und auch der weißen Blutkörperchen ein, macht die roten Körperchen durchlässiger für die Aufnahme von Sauerstoff und zugleich geschmeidiger. Das befähigt die roten Blutkörperchen, leichter durch verengte Blutgefäße und in die feinsten Kapillaren zu gelangen – das sind die dünnsten Gefäße überhaupt. Und das hat einen wohlbedachten Zweck: Denn Tumorwachstum und damit die Erfolge von Krebsbehandlungen hängen besonders eng mit der Sauerstoffversorgung des Organismus zusammen.

Je mehr Sauerstoff nämlich in den Geweben vorhanden ist, desto schlechter kann sich eine Krebserkrankung entwickeln. Das erklärt auch teilweise die positive Wirkung von körperlicher Aktivität auf die Krebserkrankung. Umgekehrt finden nämlich Krebszellen in schlecht durchbluteten, also sauerstoffarmen Geweben ideale Wachstumsbedingungen vor. Denn im Gegensatz zu gesunden Zellen können Krebszellen zeitweilig sogar ganz ohne Sauerstoff auskommen. Noch schlimmer: Wenn ihnen der Sauerstoff fehlt, dann werden sie besonders aggressiv und können die Bildung von Metastasen begünstigen.

Zudem ist sauerstoffarmes Gewebe der natürliche Feind einer Strahlen- und Chemotherapie. Denn wenn das Medikament nicht über das Blut zum Tumor geführt wird, kann es diesem auch kaum schaden. Und eine Strahlentherapie wird beinahe unwirksam, wenn sie es nicht schafft, den im Tumor vorhandenen Sauerstoff in ein tödliches Gift für die Krebszellen zu verwandeln. Denn die Bestrahlung verwandelt diesen Sauerstoff in freie Radikale, die die Wände von Tumorzellen durchdringen und diese dadurch zerstören können.

Wie aber wird verhindert, dass das aggressive Ozon den gesunden Zellen des Körpers schadet? Ganz einfach: indem nur das pure Eigenblut des Patienten in den Kreislauf zurückgegeben wird. Denn das Ozon hat durch seine Einwirkung auf die Blutkörperchen seine Aggressivität verloren und ist zu normalem Sauerstoff geworden, der einfach in die nun aktivierten roten Blutkörperchen aufgenommen wird – der Rest entweicht in die Außenluft. Das Blut dagegen ist nun kraftvoll, sauerstoffreich und geschmeidig, um selbst engste Gefäße zu durchfließen.

Da das aktivierte Blut auch die Reaktion des Immunsystems ankurbelt, bietet die Eigenblut-Ozon-Therapie gleich eine ganze Reihe von positiven Wirkungen. Durch das mit Ozon behandelte Blut werden unterschiedliche Immunzellen wie etwa Helferzellen, Lymphozyten, Killerzellen und Suppressor-Zellen zur Bildung von Botenstoffen wie Zytokinen und Interferonen angeregt, die einen zusätzlichen Zellschutz für gesunde Körperzellen bieten.

Wir setzen sie vor allem auch in der Nachsorge ein, wenn es gilt, die Abwehrkräfte zu verbessern und den Patienten zu „revitalisieren" – ihm also ein Stück vitales Leben zurückzugeben. Besonders gute Ergebnisse haben wir damit auch bei der Behandlung des häufig auftretenden Müdigkeitssyndroms (Fatigue) erzielt.

Was Sauerstoff im Venenblut bewirkt

Eine zusätzliche Methode, die Durchblutung im gesamten Körper zu verbessern und dadurch Wassereinlagerungen oder Lymphödeme zu verringern, vorhandene Erschöpfungszustände zu verbessern und die Wirkung von Vitamin- oder Mikronährstoff-Infusionen zu steigern, stellt die Sauerstofftherapie nach Regelsberger dar.

Regelsberger war ein Arzt, der bereits in den fünfziger Jahren des letzten Jahrhunderts das Verfahren der so genannten „Oxyvenierung" – das heißt: Einleitung von winzigen Mengen Sauerstoff in eine Vene – entwickelt hat. Heute gibt es präzise Geräte, die dafür sorgen, dass wirklich nur winzige Mengen Sauerstoff, nämlich nur ein bis zwei Milliliter pro Minute, in das Venenblut gelangen. Damit ist die Gefahr einer Luftembolie absolut ausgeschlossen. In den letzten Jahrzehnten sind weltweit hunderttausende von Behandlungen ohne jeglichen Zwischenfall gemacht worden.

Aber die Wirkung, auch wenn sie von der Schulmedizin nicht anerkannt wird, ist erstaunlich. Und sie ist in einer Reihe von kleinen Studien auch immer wieder nachgewiesen worden. Bei dieser Methode kommt es gezielt darauf an, dass der Sauerstoff, der ansonsten nur über die Arterien zugeführt wird, in das venöse System gelangt. Im Venensystem wird ansonsten das Blut transportiert, dem der Organismus den Sauerstoff bereits abgenommen hat.

Durch die Einleitung des Sauerstoffes in die Vene gelangt nun aber mit Sauerstoff angereichertes Blut in die Lunge, was verschiedene Reaktionen auslöst. Zum einen kommt es zur vermehrten Bildung eines Hormons mit der Bezeichnung Prostazyklin. Dieses bewirkt eine starke Gefäßerweiterung im ganzen Organismus, damit auch eine verbesserte Durchblutung. Dadurch wird die Aufnahme von Sauerstoff im Gewebe deutlich erhöht.

Zweitens wächst durch die Oxyvenierung die Zahl einer bestimmten Form von weißen Blutkörperchen, die Entzündungen im Organismus bekämpfen. Da chronische Entzündungen bei Krebserkrankungen eine fatal fördernde Rolle spielen, kommt diesem Effekt besondere Bedeutung zu.

Außerdem normalisiert die Therapie auch bestimmte Blutwerte, etwa den der Harnsäure, der Blutfette und des Säurewertes. Und schließlich führt die Oxyvenierung auch zur beschleunigten Ausscheidung von Flüssigkeit aus Ödemen, wie sie oft nach der Entfernung befallener Lymphknoten entstehen. Da die Behandlung die kleinsten Blutgefäße, also die Kapillaren, öffnet und versorgt, werden Infusionswirkstoffe wie Vitamine oder Spurenelemente besser im Gewebe verteilt und dadurch deren Wirkung oft drastisch erhöht.

Bausteine der Komplementären Onkologie

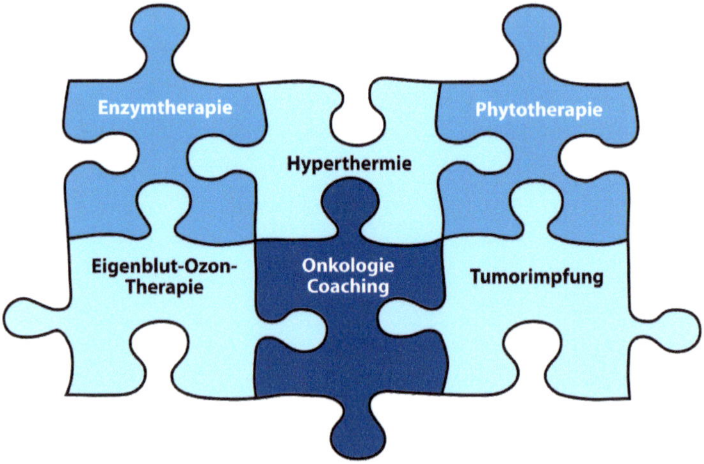

Behandlungen, die sich gegenseitig verstärken und schulmedizinische Therapien unterstützen können: Enzymtherapie, Hyperthermie (Lokale und Ganzkörperhyperthermie), Phytotherapie (Pflanzenextrakte), Eigenblut-Ozon-Therapie und Tumorimpfung. Mit dem Onkologie Coaching werden die Patienten durch die Phasen der Therapie begleitet.

Wie Zellextrakte Krebszellen entlarven

Der Nobelpreis für Medizin ging im Jahr 1999 an einen deutschstämmigen Forscher in den USA, an Prof. Günter Klaus-Joachim Blobel, der an der New Yorker Rockefeller-Universität arbeitete. Er hatte herausgefunden und bewiesen, dass Eiweißstoffe ein eingebautes Signal besitzen, das die Stoffe zu dem ihnen zugehörigen Organ führen und dort wie bei Vorlage eines Ausweises Zutritt zu den dortigen Organzellen erlangen. Diese Erkenntnis machen wir uns bei der Therapie mit Organextrakten in der Krebsbehandlung zunutze, indem wir Wirkstoffe aus Zellen gesunder Organe in die Muskulatur unserer Patienten spritzen, von wo aus die Eiweißbausteine zielsicher zu den von Krebs befallenen Organen wandern, mit ihrem „Sesam-öffne-dich-Ausweis“ dort eindringen, kranke Zellen entlarven und diese reparieren – um es mal vereinfacht auszudrücken.

Diese Behandlung hat nichts mit der früher umstrittenen Frischzellentherapie zu tun, bei der Zellen aus ungeborenen Tieren gespritzt wurden. Hier geht es vielmehr darum, nur die löslichen Zellbestandteile ohne die Zellwände aus dem gesunden Organ zu gewinnen. Dabei handelt es sich vor allem um Hormone, Enzyme und andere Stoffwechselfaktoren. Diese Bestandteile geben der geschädigten Zelle die Informationen zurück, wie ihr Zustand früher, also zu Zeiten der vollkommenen Gesundheit, einmal war.

In unseren Therapieeinrichtungen verwenden wir drei Organextrakte, die ich in ihrer Dosierung und Zusammensetzung und ihrem Titel habe schützen lassen: „thymoMER®“ mit Bestandteilen aus der Thymusdrüse, „hepaMER®“ mit Wirkstoffen aus Zellen der Leber und „splenoMER®“ mit Zellbestandteilen der Milz.

Mittlerweile liegen mehr als zehntausend Untersuchungen zur Wirksamkeit solcher Organextrakte vor. Diese Untersuchungen haben gezeigt, dass mit Hilfe dieser Therapie das Abwehrsystem angeregt, die Lebensqualität der Patienten verbessert, die Anfälligkeit für Infektionen verringert, die Rückfallquote bei Tumorpatienten gesenkt und das Leben solcher Patienten deutlich verlängert werden kann. Das deutsche Krebsforschungszentrum in Heidelberg hat sogar nachgewiesen, dass ein Bestandteil der Thymusextrakte, der Prothymosin genannt wird, den bei Tumorzellen unwirksam gewordenen programmierten Zelltod wieder einleiten und somit den Krebs direkt bekämpfen kann.

BAUSTEINE DER KOMPLEMENTÄREN KREBSTHERAPIE

SCHULMEDIZIN	KOMPLEMENTÄRE KREBSTHERAPIEN + UNTERSTÜTZENDE MASSNAHMEN	
Computertomographie (CT) Magnetresonanztomographie (MRT) PET-Computertomographie (PET-CT) Knochenszintigramm Chemotherapie Strahlentherapie Chirurgie Antikörpertherapie Antihormontherapie Mammographie Ultraschall Genanalyse Laboranalyse	Immundiagnostik, Erstellung des Immunprofils Mineralstoffanalyse Nachweis von zirkulierenden vitalen Tumorzellen Entzündungsdiagnostik Wirksamkeitstest für Chemotherapie Analyse der Darmflora, Darmsanierung Nicht-lineare Funktionsdiagnostik Ganzkörperhyperthermie, Immunstimulation mit Heilfieber Lokale Tiefenhyperthermie Infusionstherapie nach BAUSEMER Tumorimpfung, Dendritische Zellen Eigenblut-Ozon-Therapie Sauerstofftherapie nach Regelsberger Therapie mit Organextrakten Phytotherapie Enzymtherapie	Salutogenese Psychoimmunologie Psycho-onkologische Betreuung Labor-chemische Verlaufskontrollen Beratung in Palliativsituationen LIFEmotion: Ernährungsberatung zur Erhaltung des Körpergewichts Unterstützende kosmetische Maßnahmen / Sportwissenschaftliche Beratung Onkologie Coaching

Die schulmedizinischen und komplementären Krebsbehandlungen im Überblick: Bei richtiger Anwendung ergänzen und verstärken sie sich gegenseitig

Wann Krebs seine Macht verliert

Es gibt einen Stoff, der bisher in der Behandlung von Kindern mit angeborener Stoffwechselstörung eine wichtige Rolle spielte. Bei diesen Kindern tritt eine gefährliche Erhöhung der Milchsäurewerte im Blut auf, die unbehandelt sogar zum Tode führen kann. Der Stoff, der Hilfe schafft, ist Dichloracetat (kurz DCA) – eigentlich ein Umweltgift, das unter anderem bei der Trinkwasseraufbereitung mit Chlor entsteht. Aber es hat auch seine guten Seiten. Es hilft Kindern, bei denen die winzig kleinen Kraftwerke der Körperzellen, genannt Mitochondrien, nicht richtig arbeiten. Diese stellen normalerweise Energie bereit, indem sie Zucker mit Hilfe von Sauerstoff verbrennen. Liegt eine Störung vor, wird der Zucker nicht verbrannt, sondern in der Zelle vergoren. Dabei entsteht Milchsäure, die in den Kreislauf gerät und bei zu hoher Konzentration lebensgefährlich werden kann. Wissenschaftler reden in solchen Fällen von „anaerober Glykolyse“ – was so viel bedeutet wie „Abbau von Zucker ohne Sauerstoff“.

Was das mit Krebs zu tun hat? Eine ganze Menge. Denn Krebszellen, die häufig unter Sauerstoffmangel leiden, weil ihre Blutversorgung unzureichend funktioniert, benutzen genau diese Form des Zuckerabbaus zur Energiegewinnung. Dadurch entsteht im Umfeld dieser Zellen eine Übersäuerung durch die entstehende Milchsäure, und gleichzeitig verändern sich die Zellen insofern, als sie nicht mehr dem programmierten Zelltod unterliegen. Der Vorgang hat noch weitreichendere Folgen, denn die Zellen des Immunsystems werden durch das Säurefeld gestoppt und können die so ummantelten Zellen nicht bekämpfen. Auch Wirkstoffe der Chemotherapie werden dadurch ausgebremst. Sie können die Zellen nicht durchdringen und bekämpfen.

Wird nun das Umweltgift Dichloracetat in exakt niedriger Dosierung eingesetzt – wie bei meiner Behandlung durch das Medikament „dicloMER“ – normalisieren sich die gestörten Stoffwechselvorgänge der Tumorzellen, der Säurehahn wird zugedreht, die Mitochondrien-Kraftwerke fangen wieder an zu arbeiten, die Zellen werden wieder „sterblich“ und das Tumorwachstum wird dadurch gestoppt. Nicht genug: Das DCA macht die Tumorzellen gleichzeitig besonders empfindlich für die Chemo- und Strahlentherapie. So kann der Krebs auf zwei Ebenen gleichzeitig mit DCA bekämpft werden. Das ist auch der Grund, weshalb das DCA als Alternative oder zumindest als Ergänzung der Chemotherapie bezeichnet wird. Besonders wertvoll ist der Einsatz von DCA bei Tumoren, die einer Operation oft nicht zugänglich sind, etwa beim bösartigen Gehirntumor Glioblastom. In der richtigen Dosierung angewendet ist die Behandlung praktisch nebenwirkungsfrei.

Häufig wird eine solche Therapie auch kombiniert mit einer Procain-Cluster-Behandlung. Procain ist ein uraltes Schmerzmittel, das bereits 1898 aus Wirkstoffen der Agave hergestellt wurde. Mittlerweile wird es synthetisch im Labor gewonnen. Schon in den fünfziger Jahren des letzten Jahrhunderts entwickelte die Bukarester Medizinerin Prof. Ana Aslan eine Procain-Therapie zur Erhaltung eines jugendlichen Organismus. Die Aslan-Therapie ist nicht mehr in Mode, allerdings wird in der Krebsbehandlung die kreislaufanregende und entzündungshemmende Wirkung des Procains mit Erfolg angewendet. Die Wirkung beruht in erster Linie darauf, dass Procain die Durchblutung der feinsten Gefäße anregt und so Sauerstoff in übersäuerte und dadurch von chronischer Entzündung bedrohte Bereiche bringt.

Nachdem spanische Wissenschaftler bereits 2003 nachgewiesen hatten, dass Procain in der Lage ist, das Wachstum menschlicher Krebszellen zu hemmen, richtete sich die Aufmerksamkeit der Anwender adjuvanter Krebstherapien weltweit auf dieses Medikament. Es stellte sich heraus, dass es vor allem in erhöhter Dosierung besonders wirksam war. Um solche Dosierungen verträglicher zu machen, wurde das Procain in einen Zusatz von basisch wirksamem Natriumbicarbonat eingebettet. Der Zusatz von Bicarbonat mildert die Benommenheit, die durch das Schmerzmittel bei höherer Dosierung auftreten kann.

Gerade bei Tumorpatienten kommt es häufiger vor, dass auftretende Schmerzen sich sozusagen als Schmerz-Gedächtnisspur ins Gehirn einbrennen. Dann tritt ein Schmerzempfinden auf, auch wenn die Ursache der Schmerzen längst beseitigt ist. Mit der Procain-Therapie ist es allerdings möglich, diese Gedächtnisspur allmählich wieder zu löschen und dem Patienten zu einem schmerzfreien Dasein zu verhelfen.

Eine Studie in mehr als 30 Therapieeinrichtungen hat gezeigt, dass 85 Prozent der behandelten Patienten von einer Linderung ihrer Schmerzen berichteten. 81 Prozent spürten einen Anstieg des allgemeinen Wohlbefindens. Die Schmerzlinderung entsprach ungefähr der Wirkung eines herkömmlichen Schmerzmittels wie ASS – allerdings ohne die entsprechenden Nebenwirkungen. Eine 53jährige Patientin mit fortgeschrittenem Brustkrebs berichtete, sie sei unter ihrer Procain-Therapie komplett schmerzfrei geworden – und dies bereits über zehn Monate hinweg.

17

Tumorbremsen aus der Natur

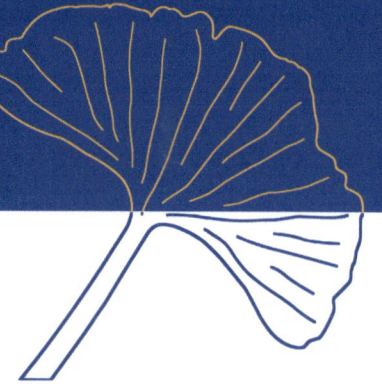

Die wachsende Bedeutung von Pflanzenwirkstoffen bei der unterstützenden Krebstherapie. Was Weihrauch, Curcuma, Ingwer, Grüntee, Ananas, Brokkoli, Schöllkraut, Mariendistel und Mistel sowie Vitamine und Spurenelemente zur erfolgreichen Krebsbehandlung beitragen können.

Tumorbremsen aus der Natur

Die wachsende Bedeutung von Pflanzenwirkstoffen bei der unterstützenden Krebstherapie. Was Weihrauch, Curcuma, Ingwer, Grüntee, Ananas, Brokkoli, Schöllkraut, Mariendistel und Mistel sowie Vitamine und Spurenelemente zur erfolgreichen Krebsbehandlung beitragen können.

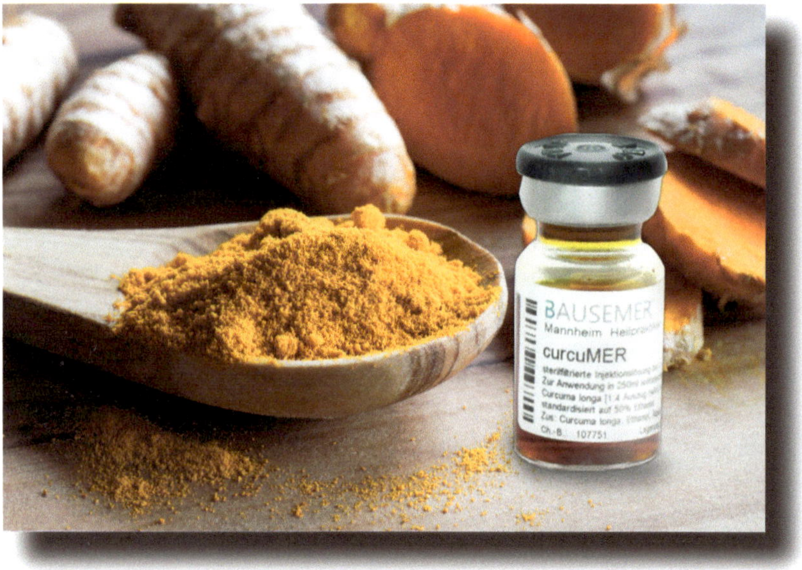

Die Natur hält eine ganze Reihe von Pflanzenwirkstoffen bereit, die uns heute in der unterstützenden Behandlung von Krebs hilfreich zur Hand gehen. Ich greife in meiner Praxis ganz bewusst nur auf Wirkstoffe zurück, von denen ich aufgrund von Studien – auch wenn sie manchmal klein sein mögen – fest überzeugt bin, dass sie gefahrlos und zugleich wirkungsstark sind.

Wie Prof. André-Michael Beer vom Lehrbereich Naturheilkunde der Ruhr-Universität Bochum beim 5. Kongress für komplementäre Krebstherapie in München betonte, kommt der Therapie mit Pflanzenwirkstoffen bei der unterstützenden Behandlung von Krebserkrankungen eine besondere und wachsende Bedeutung zu. Dabei meinte er vor allem Mittel, deren Wirkungen längst wissenschaftlich bewiesen sind, und die bei Nebenwirkungen der klassischen Behandlungen wie Chemotherapie und Bestrahlung Anwendung finden. Typische Nebenwirkungen sind Durchfall, Hand-Fußsyndrom, Missempfindungen, Schleimhautentzündungen, trockene Schleimhäute oder Verstopfung.

Weihrauch – Balsam für die Krebstherapie

Das Harz von bestimmten Balsamgewächsen wird seit 3000 Jahren in der ayurvedischen Medizin verwendet. Medizinisch bedeutsam dabei sind die Boswelliasäuren. Für medizinische Zwecke wird aus dem Harz des indischen Weihrauchs ein Trockenextrakt hergestellt. Weihrauchwirkstoffe verringern Schmerzen und Entzündungen und unterstützen auch die Wirkung von Kortison. Es gibt eine ganze Reihe von Studien über die Wirkung des Weihrauchextraktes, doch aus der Sicht des Deutschen Krebsforschungszentrums bleiben da noch viele Fragen zum Wirkprinzip der Weihrauchpräparate offen – deshalb gibt es auch bisher kein zugelassenes Medikament. Ich persönlich bin da anderer Ansicht, nachdem ein europäisches Projekt zu komplementären Krebstherapien immerhin Hinweise akzeptiert, dass sich strahlentherapiebedingte Hirnödeme bei Patienten mit Hirntumoren unter Weihrauchtherapie gebessert haben.

Darüber hinaus versichert der Immunologe Mahmoud Suhali, der im Sultanat Oman im Südosten der arabischen Halbinsel viele Behandlungen von Tumorpatienten mit Weihrauch gemacht hat, dass Weihrauch die bei Krebszellen veränderten Erbinformationen normalisiert, so dass diese wieder zum programmierten Selbstmord gebracht werden können. Das würde auch erklären, weshalb in europäischen Studien Weihrauch bei Tumoren wirksam war, die sich zuvor als resistent gegen Chemotherapien erwiesen hatten.

Als wichtig betrachte ich bei der Weihrauchtherapie die entzündungshemmende Wirkung der Boswelliasäuren. Dabei hat Weihrauch den Vorteil gegenüber üblichen Wirkstoffen wie Acetylsalicylsäure, Ibuprofen oder Diclofenac, dass es besser verträglich ist. Denn seine Wirkstoffe verändern nicht den Blutdruck oder die Blutgerinnung, wie es die genannten entzündungshemmenden Schmerzmittel tun.

Auch Prof. Thomas Simmet, der ärztliche Direktor der Abteilung Naturheilkunde und Klinische Pharmakologie der Universität Ulm, hat erstaunliche Erfolge bei der Behandlung von Hirntumorpatienten mit Weihrauch gemacht. Er legte zusammen mit dem Neurochirurgen Michael Winking von der Universität Gießen Ergebnisse von der Weihrauchbehandlung nach der Operation des Tumors bei 25 Patienten vor.

Bereits eine Woche nach der Einnahme von Weihrauchtrockenextrakt war bei der Hälfte der Patienten der Tumor weitgehend abgestorben. Bei allen Patienten wurden bei weiterer Behandlung die im Gehirn auftretenden Ödeme, also Wasseransammlungen, verkleinert und es kam zur Verbesserung früherer neurologischer Anfälle wie Sprachstörungen. Prof. Simmet vermutet, dass Weihrauch gegen Botenstoffe (Leukotriene) wirkt, die sowohl für das Tumorwachstum, als auch für die auftretenden Ödeme verantwortlich gemacht werden. Leukotriene sind so genannte Gewebshormone, die Entzündungen und allergische Reaktionen wie Asthma fördern und verstärken. Laut Prof. Simmet werden Leukotriene von allen Krebszellen vermehrt ausgeschüttet.

Curcuma – Gelbwurz kann das Leid verringern

Die Gelbwurz, auch Curcuma longa, zählt zu den Ingwergewächsen. Das darin enthaltene Curcumin ist ein Polyphenol, das vor allem zur Stärkung der Abwehrkräfte und zum Schutz vor Infektionen eingesetzt wird. Nach wissenschaftlichen Untersuchungen besitzt das Curcumin auch eine krebshemmende Wirkung. Inzwischen liegen rund 3000 Studien vor, die Curcumin als wirksam bei der Behandlung von Krebs nachweisen. Curcumin hemmt oder unterdrückt die Bildung von Blutgefäßen, die den Tumor mit Nährstoffen versorgen sollen. Außerdem hebt Curcumin, ähnlich wie Weihrauchextrakt, die Sperre auf, mit der sich Krebszellen vor dem programmierten Absterben schützen. Deshalb können Bestrahlung oder Chemotherapie unter Curcumintherapie besser ihre Wirkung entfalten. In Indien, wo Curcuma als traditionelles Gewürz in fast jedem Essen verwendet wird, ist die Häufigkeit des Auftretens von Brust-, Prostata-, Dickdarm- und Lungenkrebs zehnmal so niedrig wie in den Vereinigten Staaten.

Eine Schwierigkeit bei der Verabreichung von Curcumin liegt in der Tatsache begründet, dass dieser Stoff schwer in Wasser löslich ist und deshalb im Darm nur schlecht aufgenommen wird. Der Wirkstoff wird deshalb mit anderen Stoffen kombiniert, wodurch die Aufnahme im Organismus im Vergleich zur natürlichen Gelbwurz um das Vielfache gesteigert werden konnte – und folglich auch die Wirkung des Curcumins. In der adjuvanten Krebstherapie wird Curcumin vor allem eingesetzt, weil es die Nebenwirkungen von Chemo- und Strahlentherapie erheblich lindert, die Wirkung von Chemotherapien verstärkt und die Sperre der Tumorzellen gegen den programmierten Zelltod aufheben kann.

Aber die wichtigste Wirkung in meinen Augen besteht darin, dass Curcumin die chronisch entzündlichen Zustände, die jedes Krebsleiden verschlimmern, durch Aktivierung bestimmter Zellen im Körper bekämpfen kann. Eine Studie der Biologin Alexandra Kiemer und der Pharmazeutin Jessica Hoppstädter von der Universität des Saarlandes im Jahr 2016 hat dies deutlich gezeigt: Curcumin hatte darin eine dem Kortison vergleichbare entzündungssenkende Wirkung – ohne aber die bei Kortison vorkommenden Nebenwirkungen wie Bluthochdruck, Erhöhung des Blutzuckers und der Blutfette, Steigerung der Infektionsanfälligkeit, Gewichtszunahme, Wasseransammlungen im Gewebe oder Erhöhung des Augeninnendrucks hervorzurufen.

Ich verwende Curcumin als Infusion mit der geschützten Bezeichnung „curcuMER®". Als nützlich wird Curcumin besonders bei Magen-, Dickdarm-, Haut- und Leberkrebserkrankungen betrachtet. Auch bereits fortgeschrittene, metastasierende Krebserkrankungen sind nachweislich mit Curcuminbehandlungen gebessert worden. Nach neuesten Forschungen fördert Curcumin auch die Bildung eines Eiweißstoffes im Blut, der Erreger von Infektionen abtötet. Wir setzen Curcumainfusionen vor allem auch bei Patienten mit Prostatakrebs ein, wenn es gilt, den PSA-Wert zu senken und der Bildung von Metastasen vorzubeugen.

Ingwer – Würzige Wurzel tötet Tumorzellen

Die weißfleischige Cousine der Gelbwurz ist derzeit im Begriff, in eine höhere Liga der Krebsbekämpfer aufzusteigen. Wenn es sich in Studien an Tumorpatienten bestätigt, was im Labor verschiedener Forschungseinrichtungen auf der ganzen Welt bereits gelang, dann haben wir mit den Wirkstoffen aus der würzigen tropischen Wurzel ein Medikament, das ausschließlich Tumorzellen abtötet, die gesunden Zellen dabei aber unbeschadet lässt.

Seit Jahren schon ist Ingwer auch in meiner Praxis bewährt als Mittel gegen Übelkeit und Erbrechen im Zusammenhang mit Chemo- oder Strahlentherapie. Aber es gibt eine noch bessere Nachricht, und die kommt aus Indien, der Heimat der Ingwerwurzel. Forscher des Rajiv-Gandhi-Centre-for-Biotechnology in Kerala konnten nachweisen, dass Ingwer bei Brustkrebs sogar den herkömmlichen Krebsmedikamenten überlegen ist. Ein bestimmter Inhaltsstoff des Ingwers, genannt 6-Shogaol, kann Brustkrebsstammzellen, also die gefährlichsten Zellen eines Tumors, bekämpfen (siehe auch den Abschnitt über Brokkoli und den Wirkstoff Sulforaphan). Die Krebsstammzellen sind die widerstandsfähigsten Zellen eines Tumors. Sie bilden die Metastasen und erneuern sich pausenlos selbst. Nur wenn sie zerstört werden können, ist die Chance gegeben, eine Krebserkrankung zu überwinden. Der Ingwerwirkstoff erwies sich sogar als wirksamer als herkömmliche Krebsmedikamente, die aus der pazifischen Eibe hergestellt werden. Denn 6-Shogaol tötet Krebsstammzellen bereits in Konzentrationen ab, die gesunde Zellen nicht in Mitleidenschaft ziehen, während der Eibenwirkstoff Paclitaxel zu schweren Nebenwirkungen wie Knochenmarksdepression, Nervenschädigungen, allergischen Reaktionen und Herzrhythmusstörungen führen kann.

Nun hat auch ein Forscherteam aus Saudi-Arabien von der King-Abdulaziz-Universität mit einem Rohextrakt von Ingwer Brustkrebszellen behandelt. Dabei stellte sich heraus, dass die Ingwerwirkstoffe Gingerole, Paradole, Shogaole und Gingerone in der Lage waren, das bei Krebs abgeschaltete Absterbeprogramm von Tumorzellen wieder zu aktivieren. Außerdem blockierte der Ingwer mehrere Stoffe, die das

Krebswachstum fördern, während gleichzeitig andere Gene aktiviert wurden, die das Fortschreiten der Krankheit aufhalten. Dabei wurden keine gesunden Zellen geschädigt, wie das bei fast allen herkömmlichen Krebsmedikamenten der Fall ist. In solchen Fällen sprechen Onkologen von „selektiver Zytotoxizität" – also davon, dass ein Mittel nur auf Krebszellen tödlich wirkt, nicht aber auf gesunde Zellen.

Die Forscher aus der Hafenstadt Dschidda am Roten Meer sind davon überzeugt, dass Ingwerwirkstoffe eine wirksame Waffe gegen Krebs werden könnten. Ihrer Ansicht nach sollte die derzeitige medikamentöse Therapie von Brustkrebs unbedingt entscheidend verbessert werden, denn es ist nach wie vor die häufigste Form von Krebs, und bei Frauen die häufigste Todesursache.

Grüntee – Grüne Waffe gegen Krebs

Grüntee enthält ebenfalls wertvolle Polyphenole, die ich häufig in der adjuvanten Behandlung von Krebserkrankungen einsetze. Die Polyphenole im Grüntee stärken das Immunsystem und unterstützen den Körper im Kampf gegen Erreger und entartete Krebszellen. Allerdings ist die Menge, die ein Verbraucher durch den Genuss von aufgebrühtem Grüntee zu sich nimmt, bei weitem nicht ausreichend, um eine spürbare Wirkung zu erzielen. Ein Patient müsste täglich 20 bis 30 Tassen trinken, um die nötige Menge an bioaktiven Pflanzenwirkstoffen aufzunehmen. Deshalb greifen wir in der adjuvanten Krebsbehandlung zu Grünteetabletten mit konzentrierten Wirkstoffen.

Ginkgo macht Hirn und Nerven stark

Ginkgo, der Baum mit den charakteristischen Blättern dient unserer Schwerpunktpraxis als Wahrzeichen. Der aus Asien stammende Baum kann bis zu 1000 Jahre alt werden. Was mich an Ginkgo besonders fasziniert, ist die Tatsache, dass seine Inhaltsstoffe nicht nur die Durchblutung des Gehirns steigern und dadurch Vergesslichkeit, Konzentrationsschwächen und Ermüdung entgegenwirken. Seine Wirkstoffe verhindern auch Nervenschäden, die durch aggressive Sauerstoffmoleküle bewirkt werden können, und steigern die Freisetzung von Botenstoffen, die für die Gehirnfunktion entscheidend sind.

In Laborstudien erwies es sich, dass Ginkgo die Reifung von Krebszellen stoppte und zum Absterben von Tumorzellen beitrug. Auch die Krebsmediziner in Meran, die an einem staatlich finanzierten Projekt teilnehmen, wobei klassische Methoden der Schulmedizin mit adjuvanten Therapien aus der Naturheilkunde verschränkt werden, halten die Gabe von Ginkgo wegen seiner gefäßerweiternden und durchblutungssteigernden Wirkung bei Tumorpatienten für empfehlenswert.

Die Kraft der Ananas

Ananasenzyme – Enzyme wie das Bromelain der tropischen Frucht sind in der komplementären Krebsmedizin unverzichtbar. Dieses Enzym beschleunigt Stoffwechselvorgänge im Körper, die unter anderem auch das Immunsystem ankurbeln. So erstaunlich das auch klingen mag: Ananasenzyme können helfen, maskierte Tumorzellen zu entlarven, was dazu führt, dass Killer- und Fresszellen ans Werk gehen und diese Zellen beseitigen können.

Darüber hinaus wirkt Bromelain gegen Entzündungsvorgänge, die bekanntlich eine Krebserkrankung fördern. Es kann während einer Strahlen- oder Chemotherapie bei Krebs die Nebenwirkungen beträchtlich lindern. Auch die Bildung von Metastasen wird gehemmt. Bei Krebserkrankungen des blutbildenden Systems (dem multiplen Myelom) hat sich gezeigt, dass Patienten durch die Gabe von Bromelain parallel zur herkömmlichen Therapie im Durchschnitt fast doppelt so lange überlebten wie ohne Enzyme – nämlich sieben Jahre. Dabei werden die Nebenwirkungen von Chemotherapie und Bestrahlung ebenfalls verringert. Ich verabreiche Bromelain in Tablettenform.

Warum Brokkoli den Krebs vertreiben kann

Sulforaphan – so heißt ein Stoff, der den gefährlichsten Zellen einer Krebserkrankung den Garaus machen kann. Er kommt vor allem in Brokkoli und anderen Gemüsesorten der Kreuzblütlerfamilie vor – etwa in Sauerkraut, Blumenkohl, Rotkohl, Rucola, Rettich, Meerrettich, Kohlrüben, Raps, Senf und Kapern, die alle auch zu dieser Pflanzenfamilie zählen. Sulforaphan gehört zur Gruppe der Senföle oder auch Senfölglykoside.

Gleich vorweg: Der Stoff aus Brokkoli & Co. könnte das ultimative Krebsmittel der Zukunft werden. Allerdings hat sich die erhoffte Wirkung bisher nur in Zellkulturen und im Tierversuch gezeigt.

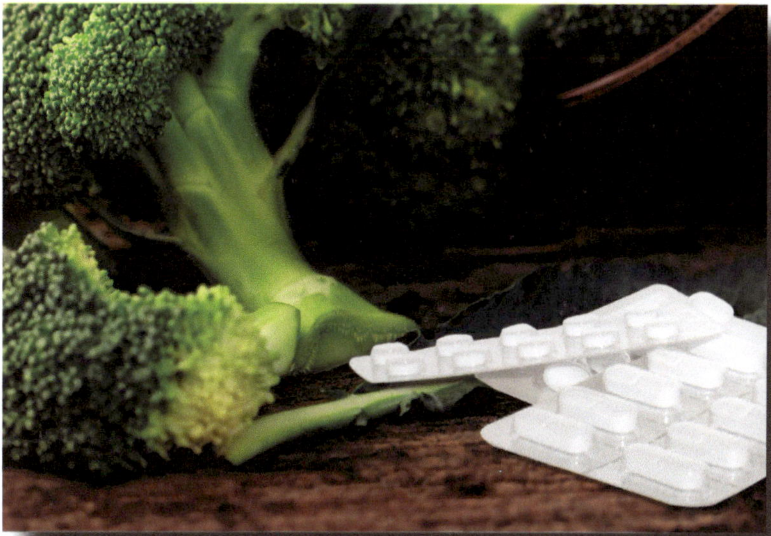

Dennoch sind Hoffnungen durchaus berechtigt. Denn schon bisher entwickelt Brokkoli bei Tumorpatienten drei unterschiedliche positive Wirkungen. Das ist auch der Grund, weshalb ich Kapseln mit Brokkoliauszügen bei meinen Patienten anwende.

- Sulforaphan wirkt bereits nachweislich gut gegen die Schäden, die so genannte freie Sauerstoffradikale im Körper anrichten. Radikale sind aggressive Sauerstoffmoleküle, die aus menschlichen Zellen atomare Teile herausreißen, um sie zur Vervollständigung des eigenen Moleküls zu verwenden. Anders als Vitamin C oder Vitamin E, die solche Radikale vernichten, indem sie eine Verbindung mit ihnen eingehen, beruht die Wirkung von Sulforaphan darauf, dass es die Leber zur Aussendung von Entgiftungsenzymen anregt. So wird der Wirkstoff aus Brokkoli auch nicht sofort verbraucht, sondern bleibt für mehrere Tage im Organismus wirksam.

- Sulforaphan verändert bestimmte Erbinformationen in den Tumorzellen. Und zwar ausgerechnet die Informationen, die nötig sind für die immerfort währende Teilung der Zelle. Wenn sich jedoch Tumorzellen nicht vermehren können, sind sie auf Dauer dem Untergang geweiht.

- Sulforaphan kann auch noch auf eine weitere Weise Tumorzellen verändern: Der Wirkstoff stellt die Fähigkeit zum Selbstmord der Zelle (Apoptose), die bei Tumorzellen ausgeschaltet ist, wieder her. So kann das Abwehrsystem schadhaften Zellen den Befehl zur Selbstzerstörung geben. Bereits 2003 wurde im amerikanischen „Oncology Report" darüber berichtet, dass Sulforaphan bei Leukämie- und Hautkrebspatienten die Apoptose ausgelöst hatte. Selbst die relativ geringe Aufnahme des Stoffes bei einer an Kreuzblütlern reichen Ernährung zeigte in einer weiteren Studie bei immerhin 10.000 Patienten mit Prostatakrebs, dass sich bei ihnen keine Metastasen bildeten.

Die entscheidende Wirkung von Sulforaphan aber zielt auf die Vernichtung von sogenannten Krebsstammzellen ab. Diese machen zwar nur etwa ein Prozent aller Tumorzellen aus, gelten aber als die gefährlichsten Zellen überhaupt. Sie sind entscheidend für die Bösartigkeit, das Wachstum und die Bildung von Metastasen. Und sie sind nahezu unangreifbar. Sie widerstehen nämlich den meisten herkömmlichen Verfahren zur Bekämpfung eines Tumors – ob Chemo- oder Strahlentherapie. Das erklärt auch die Tatsache, dass oft solche Verfahren zwar vorübergehend zu einer erheblichen Verkleinerung des Tumors führen – bis nach einiger Zeit das Wachstum umso schneller erneut beginnt. Dank der Tumorstammzellen, die jene Behandlung überlebt haben. Und dann sind meist auch noch alle neuen Tumorzellen unempfindlich gegen eine Chemotherapie.

„Wir sind davon überzeugt, dass wir den Krebs nur besiegen können, wenn es uns gelingt, ihn an der Wurzel zu packen und die Krebsstammzellen zu vernichten", sagt Prof. Otmar D. Wiesler, der Vorstandsvorsitzende des Deutschen Krebsforschungszentrums (DKFZ).

Wie gut, dass es jetzt ein Mittel gibt, das zumindest in Laborversuchen gezeigt hat, dass es Tumorstammzellen vernichten kann: Sulforaphan. Für ihre Arbeit mit diesem Mittel hat die Professorin Dr. Ingrid Herr von der Arbeitsgruppe „Molekulare OnkoChirurgie“ in Heidelberg den Sebastian-Kneipp-Preis 2012 erhalten. Ihre Arbeitsgruppe ist eine Kooperation der Chirurgischen Universitätsklinik Heidelberg und des Deutschen Krebsforschungszentrums.

„Wir waren weltweit die ersten, die in Laborversuchen an Mäusen gezeigt haben, dass Sulforaphan die besonders aggressiven Tumorstammzellen angreift und diese dadurch für die Chemotherapie empfindlich macht“, sagt Prof. Herr. „Da die normalen Tumorzellen empfindlicher sind, sterben diese unter Therapie ab und die Geschwulst wird häufig kleiner, besonders während der ersten Therapiezyklen. Da aber die resistenten Tumorstammzellen übrigbleiben, können diese den Tumor erneut ausbilden.“ Der Wirkstoff Sulforaphan wird in der Tumortherapie natürlich hochdosiert in Tablettenform eingesetzt. Eine Zufuhr über die Ernährung würde pro Dosis den Verzehr mehrerer Kilogramm Brokkoli voraussetzen.

Eine höchst bemerkenswerte Therapiestudie hat die gleiche Wissenschaftlerin vor Jahren bereits mit dem Krebsmedikament Sorafenib und dem Brokkoliwirkstoff Sulforaphan gemacht. Prof. Herr und ihre Arbeitsgruppe hatten damals nachgewiesen, dass das Krebsmedikament im Laborversuch auch die gefürchteten Krebsstammzellen angriff. Doch war diese Wirkung nur von kurzer Dauer. Schon nach vier Wochen hatten sich neue Gruppen von Krebsstammzellen gebildet – und zwar hatten diese nun die Eigenschaft, auch auf dieses Krebsmittel völlig resistent zu sein. Das Medikament ist übrigens wegen seiner heftigen Nebenwirkungen wie Hautausschlag, Haarausfall, Bluthochdruck, Müdigkeit, Übelkeit, Juckreiz und Schmerzen berüchtigt.

Nun kam der Brokkoli ins Spiel: Wurde Sorafenib mit dem Brokkoliextrakt kombiniert, entfaltete das Krebsmittel wieder seine Wirkung. Inzwischen ist auch bekannt, wie die Wirkung von Brokkoli zustande kommt: Die Tumorzellen benutzen ihren Stoffwechsel, um bestimmte

Signale zu senden, die sie vor der Wirkung der Chemotherapie schützen. Genau diesen Signalweg blockiert der Wirkstoff aus dem Brokkoli. Auf diese Weise bremst er Wachstum und die Bildung von Metastasen und macht die Krebsstammzellen überdies verwundbar für die Chemotherapie. Überraschend zeigte sich außerdem, dass Sulforaphan aus Brokkoli auch die gesunden Körperzellen vor Nebenwirkungen des Krebsmedikamentes schützte.

Es ist anzumerken, dass dieser Pflanzenextrakt hochdosiert in Tablettenform verabreicht wird. In natürlicher Form wäre für die vergleichbare Wirkung ein kiloweiser Konsum von Brokkoli notwendig.

Schöllkraut – Die biologische Chemotherapie

Ich nenne die Anwendung von Schöllkrautextrakten gerne „meine biologische Chemotherapie". Denn Schöllkraut ist weit mehr als nur ein Heilkraut gegen Warzen, Bauchkrämpfe oder Ohrensausen. Schon Hildegard von Bingen wusste, dass Schöllkrautzubereitungen bei Geschwüren helfen konnten, wenn man diese damit einrieb. Schöllkraut enthält Alkaloide, also organische Stoffe, die eine zytotoxische Wirkung haben. Sie werden Chelidonin, Coptisin und Sanguinarin genannt und können Tumorzellen schädigen und zerstören. Botanisch gehört das Schöllkraut zu den Mohngewächsen. Da Schöllkraut bei zu hoher Dosierung stark giftig wirkt, wende ich Schöllkrautinfusionen mit der geschützten Bezeichnung „ukraMER®" mit absolut sicherer Wirkstoffkonzentration an. Die Dosierung richtet sich individuell nach dem Gewicht des Patienten.

Mistel – Heilsamer Schmarotzer

Wer Asterix kennt, weiß auch über die goldene Sichel Bescheid, mit der die heilsame Mistel vom Druiden auf Bäumen geerntet wird. Fest steht, dass die Schmarotzerpflanze Mistel, die auf und von Bäumen lebt, Stoffe enthält, die sie vor Krankheiten oder Pilzbefall schützen. Fest steht auch, dass diese enthaltenen Lektine und Viscotoxine im Tier- und Laborversuch in der Lage sind, Immunzellen anzuregen und Tumorzellen abzutöten. Die Verwendung der Mistel in der Krebsbehandlung geht auf den Begründer der Anthroposophie, Rudolf Steiner, zurück, der das Schmarotzertum der Mistel für ein Anzeichen hielt, dass damit auch das

Schmarotzertum der Krebserkrankung im menschlichen Körper bekämpft werden kann. Ich setze Mistellektine vor allem deshalb ein, weil sie bei der klassischen Behandlung durch Chemotherapie oder Bestrahlung erfahrungsgemäß die Nebenwirkungen verringern. Durch das unter die Haut gespritzte Mistelpräparat werden unter anderem Übelkeit und das Müdigkeitssyndrom bekämpft.

Vitamin C gegen Tumorzellen

Der zweifache amerikanische Nobelpreisträger Linus Pauling nahm vom Vitamin C täglich bis zu fünf Gramm. Die Empfehlung der Deutschen Gesellschaft für Ernährung (DGE) beträgt 95 (Frauen) bis 110 Milligramm (Männer). Also nur ein Fünfzigstel dessen, was Pauling einnahm. Er war jedenfalls überzeugt, dass dieses Vitamin am wichtigsten für die Gesundheit ist: als Fänger von freien Radikalen, die Zellen schädigen, als Beschleuniger der Freisetzung des stimmungsaufhellenden Botenstoffes Serotonin, als Taktgeber für den Schlaf, als Baustein der Stresshormone, als Beschleuniger der Bildung von L-Carnitin, also des Stoffes, der die Fettverbrennung ankurbelt und für die Gesundheit von Blutgefäßen und Nerven zuständig ist. Auch das Immunsystem ist in seiner Funktion von diesem Vitamin besonders abhängig.

Linus Pauling führte auch schon in den siebziger Jahren des vergangenen Jahrhunderts bei Patienten in einem weit fortgeschrittenen Tumorstadium mit verbreiteten Metastasen die intravenöse Hochdosistherapie mit Vitamin C ein. Er konnte schon damals in zwei Studien nachweisen, dass Vitamin C die Überlebensdauer der Patienten deutlich verlängerte und auch deren Lebensqualität entscheidend verbesserte.

Nach dem Bericht von Prof. André-Michael Beer hat sich neuerdings eine weitere Eigenschaft von Vitamin C bei der intravenösen Hochdosistherapie erwiesen: Das Vitamin trägt nämlich in direkter Weise zum Absterben von Tumorzellen bei, indem es gleichsam als Schlepper freie Radikale auf die Tumorzellen loslässt, die im Vergleich zu gesunden Körperzellen viel anfälliger für solche aggressiven Moleküle sind. „Diese dringen in die Krebszellen ein und schädigen diese“, erklärt Prof. Beer. Dadurch kommt es zum programmierten Zelltod.

Aus all diesen Gründen gehört hochdosiertes Vitamin C in meiner Schwerpunktpraxis zu den unterstützenden Therapiemaßnahmen. Es gibt eine Reihe von Studien, die nachweisen, dass Vitamin C das Tumorwachstum und die Nebenwirkungen der Krebstherapie verringert. Im Laborversuch konnte nachgewiesen werden, dass die zusätzliche Gabe von Vitamin C bei der Strahlentherapie die Vernichtung von Tumorzellen ganz entschieden förderte. Linus Pauling war 93, als er 1994 in Kalifornien starb. Er bedauerte immer, dass er erst mit über 70 Jahren angefangen hatte, das Wundervitamin C hochdosiert zu sich zu nehmen – ansonsten hätte er vielleicht noch viel älter werden können.

Vitamin D – Ein Stoff, der den Tumor stoppt

Eines der wichtigsten Vitamine bei der adjuvanten Krebstherapie ist, wie sich erst in jüngerer Zeit herausgestellt hat, das Vitamin D. Denn es ist nicht nur wichtig für den Einbau von Kalzium in die Knochen, um Osteoporose zu verhindern. Es hat bei Tumorpatienten auch Einfluss auf das Immunsystem – genauer gesagt: auf das Erkennen von Tumorzellen durch die Abwehr. In verschiedenen Studien wurde bereits nachgewiesen, dass ein Mangel an Vitamin D die Bösartigkeit von Tumoren erhöhen kann. Umgekehrt konnte bei einer Erhöhung des Vitamin-D-Spiegels die Überlebensrate von Tumorpatienten um vier Prozent gesteigert werden, insbesondere bei Brust- und Dickdarmkrebs.

Von Vitamin D-Mangel sind offenbar sehr viele Menschen in der nördlichen Hemisphäre betroffen. In einer Studie, über die das Deutsche Krebsforschungszentrum (DKFZ) berichtet, und an der 10.000 Personen aus dem Saarland teilnahmen, erwies sich bei insgesamt 95 Prozent der Teilnehmer der Vitamin-D-Gehalt im Blut im Winter als „niedrig“ oder sogar „sehr niedrig“ (24 Prozent). Selbst im Hochsommer hatten noch 47 Prozent der Studienteilnehmer zu geringe Spiegel an Vitamin D.

Dabei ist gerade dieses Vitamin grundlegend an der Verhütung von Krebs beteiligt. Alle Zellen des Menschen besitzen Rezeptoren für Vitamin D. Etwa zweitausend Gene werden über dieses Vitamin gesteuert. Unter anderem ist Vitamin D entscheidend dafür, ob sich Körperzellen unentwegt teilen – wie dies bei Krebs der Fall ist – oder ob sie stabil bleiben. In einem Beitrag für die Deutsche Zeitschrift für Onkologie erklärt Prof. Jörg Spitz vom Institut für Medizinische Information und Prävention in Schlangenbad die Vielfalt der Wirkungen von Vitamin D: „Das Sonnenhormon bewirkt eine Unterdrückung des Tumorwachstums, eine Abschwächung der Signale zur Metastasierung, eine gesteigerte Veranlassung des Zelltodes und eine Differenzierung der Zellen in Richtung Gutartigkeit sowie die Reduzierung der Gefäßneubildung durch die Tumoren. Dies gilt auch und insbesondere für zwei sehr häufige Tumorarten: den Brustkrebs der Frau und das Kolonkarzinom bei beiden Geschlechtern. Hier zeigen [...] Untersuchungen ein Vitamin-D-abhängiges Risiko für die Tumorentstehung von 50 bis 70 Prozent." Die Risiko-Verringerung für die Wahrscheinlichkeit, an einem solchen Tumor zu sterben, liegt laut Prof. Spitz „in einer vergleichbaren Dimension".

Nur so ist das Ergebnis einer aufsehenerregenden Studie zu erklären, die im US-Bundesstaat Nebraska an mehr als tausend gesunden Frauen gemacht wurde. Sie dauerte vier Jahre. Die Hälfte der Frauen erhielten Vitamin D, die andere Hälfte eine wirkungslose Pille. Setzt man voraus, dass es etwa ein Jahr dauert, bis die Vitamingaben ihre Wirkung voll entfalten, dann bleiben drei Studienjahre, um zu zeigen, welcher Unterschied sich in den beiden Studiengruppen ergab: Bei den Frauen, die Vitamin D erhalten hatten, zeigte sich eine um 77 Prozent geringere Häufigkeit von Krebserkrankungen.

Amygdalin – Wie Blausäure den Tumor vergiftet

Der auch Vitamin B17 genannte Wirkstoff, der in Bittermandeln, Aprikosen-, Pfirsich- und Apfelkernen vorkommt, ist zu Unrecht bis auf den heutigen Tag heftig umstritten. Er wurde übrigens erstmalig bereits 1845 in Russland gegen Krebs eingesetzt. Als erfahrener Therapeut wende ich jedenfalls Amygdalin als Infusionslösung „zytoMER®" an, ohne dass es zu Blausäurevergiftungen kommt. Davor wird bei der Anwendung von Amygdalin stets gewarnt.

Auch wenn sich bedeutende Ärzte wie Dr. Hans Nieper, der Mitbegründer der „Deutschen Gesellschaft für Onkologie", bereits vor rund 50

Jahren mit dem Einsatz von Amygdalin einen Namen gemacht haben. Die Angst vor Blausäure (Cyanid) und Presseberichte von Cyanidvergiftungen bei Amygdalinbehandlungen haben die Therapie bei Ärzten und Patienten in Verruf gebracht, bevor sie sich überhaupt richtig durchsetzen konnte. Fest steht: Amygdalin ist kein Vitamin, sondern vielmehr einer von unzähligen sogenannten „sekundären Pflanzenstoffen", die zur Abschreckung und Vertreibung von Fressfeinden in der Pflanze gebildet werden. Amygdalin sorgt für den auch bei Bittermandeln typischen bitteren Geschmack, der die Schädlinge abschrecken soll.

Seinen schlechten Ruf hat Amygdalin seit einer Studie, die in den 1970er Jahren in den USA gemacht wurde. Zuvor hatten bereits Laborstudien nachgewiesen, dass Amygdalin das Tumorwachstum bremst, die Bildung von Metastasen verhindert, die Möglichkeit des programmierten Zelltodes für Tumorzellen wiederherstellt und das Allgemeinbefinden von Patienten verbessern kann. In der Studie wurden dann Tumorpatienten durch das Spritzen des Wirkstoffes in die Vene behandelt – was zunächst eine erstaunlich rasche Verkleinerung von Tumoren bewirkte. Aber danach folgte der zweite Teil der Studie, in dem die Patienten eine sehr viel schwächere sogenannte „Erhaltungsdosis" Amygdalin als Tabletten schlucken mussten. Daraufhin zeigten sich in der Tat Vergiftungserscheinungen, wie sie für Blausäure typisch sind, und die Tumoren vergrößerten sich erneut. Das war gleichzeitig das Aus für die damalige Therapie.

Heute wissen wir es aber besser: Wird Amygdalin intravenös verabreicht, also durch Spritzen in die Vene, dann erreicht der Wirkstoff den Tumor ohne Probleme und kann dort seine heilsame Wirkung entfalten. Wird Amygdalin jedoch oral verabreicht, also geschluckt, löst ein Enzym namens ß-Glukosidase im Verdauungstrakt die vorhandene Blausäure aus dem Wirkstoff, der dann statt im Tumor im Körper landet und eine Vergiftung auslöst. Genau dies war bei der US-Studie passiert.

Meine Mitarbeiter und ich wenden in unseren Therapieeinrichtungen ausschließlich Infusionen mit absolut reinem, vor allem von jeglichen Enzymen freien Wirkstoff Amygdalin an. Denn nur so kann es eine

Krebserkrankung bekämpfen. Das Enzym, das Blausäure aus Amygdalin löst, ist in Tumorzellen bis zu hundertmal reichlicher enthalten als in gesunden Körperzellen. Außerdem tragen gesunde Zellen ein weiteres Enzym in sich, das sogar geringe Mengen von Blausäure an sich binden und in einen unschädlichen Stoff verwandeln kann. Umgekehrt reagieren Tumorzellen noch empfindlicher als alle anderen Körperzellen auf Cyanid.

Der hohe Gehalt des Enzyms ß-Glukosidase in den Tumorzellen ist deren Heißhunger auf Zucker zu verdanken. Krebszellen lieben bekanntlich Zucker und stürzen sich auf alles, woraus sie Zucker gewinnen können. Also auch auf Amygdalin, das neben dem Gift Cyanid unter anderem zwei Zuckermoleküle enthält. Mit Hilfe ihrer Enzyme lösen die Tumorzellen den Zucker aus dem Amygdalin und setzen dabei ungewollt die Blausäure und einen weiteren Giftstoff frei, die gemeinsam zur Vergiftung und zum Ersticken der Krebszelle führen.

Nach einigen Jahren intensiver Forschungsarbeit an der Goethe-Universität Frankfurt in Zusammenarbeit mit der Göttinger Universität wurden nun Berichte über den Hemmungseffekt von Amygdalin auf Krebszellen in einer renommierten Fachzeitschrift veröffentlicht. Die Versuche wurden teilweise sechsmal wiederholt, um über die Wirkung Sicherheit zu erlangen. In allen Versuchen waren die Ergebnisse übereinstimmend. Dabei wurde gezeigt, dass durch die Wirkung des Amygdalins die bei Krebs so fatale ständige Zellteilung schon in der Anfangsphase gestoppt wird.

Coenzym Q10 – Lässt die Zellen besser atmen

Dieser vitaminähnliche Stoff gilt als Kraftstoff für die gesunde Funktion unserer Körperzellen. Sportler nehmen ihn, um ihre Leistung zu steigern, andere wiederum, um die geistige Leistungsfähigkeit anzuheben. Auch in der unterstützenden Krebstherapie ist Q10 ein wichtiges Hilfsmittel. Eine ganze Reihe von Studien belegt den positiven Krankheitsverlauf bei Krebs, wenn Q10 verabreicht wird. Bewiesen ist, dass Q10-Gaben die Arbeit des Abwehrsystems kräftig fördern. Das Wachstum der Tumorzellen nimmt ab, wohingegen gesunde Zellen nicht beeinflusst werden. In Einzelfällen sind sogar Rückbildungen des Tumors beobachtet worden.

Q10 wird vor allem in jungen Jahren vom menschlichen Organismus selbst in ausreichender Menge hergestellt. Doch bereits mit 45 Jahren reicht diese Produktion eigentlich nicht mehr für eine gesunde Funktion aller Körperzellen aus. Das Coenzym ist sozusagen der Treibstoff, der die Zellatmung ankurbelt und damit die Bereitstellung von Energie für alle Körperzellen bewirkt. Die Tumorzellen allerdings profitieren nicht von der Therapie – im Gegenteil: Ihnen fehlt ein Enzym namens Katalase, das unbedingt vorhanden sein muss, damit Q10 wirken kann. Weil stattdessen aber das Immunsystem kräftig angekurbelt wird, haben Tumorzellen erst recht schlechte Karten.

Selen – Ein lebenswichtiges Spurenelement

Der Mensch braucht nicht viel davon, aber er braucht es dringend zum Überleben. Ein paar Millionstel Gramm pro Tag genügen. Selen ist ein Halbmetall, das von Pflanzen aus dem Erdboden aufgenommen wird. So gelangt das Spurenelement in unsere Nahrungsmittel.

Pech nur, dass die landwirtschaftlichen Böden in einem Großteil Europas besonders arm an Selen sind. Der saure Regen und die modernen Düngemittel in der Landwirtschaft verschlimmern das Problem noch. Finnland hat schon vor 30 Jahren gesetzlich verfügt, dass Düngemittel mit Selen angereichert werden müssen. Bisher hat kein weiteres Land diesen Schritt getan. In Finnland wurden jedenfalls wenige Jahre später sehr gute Selenspiegel bei den Menschen gefunden. Ein relativ hoher Gehalt ist etwa in Kokos- und Paranüssen, in Sojabohnen, Linsen, weißen Bohnen, Kichererbsen, Naturreis und Haferflocken vorhanden.

In der unterstützenden Krebstherapie setze ich Selen vor allem deshalb ein, weil es das Immunsystem stärkt und freie Radikale unschädlich zu machen hilft. Das ist perfekter Zellschutz. Selen beeinflusst auch die Erbinformationen, die bei Krebs das Absterben der Tumorzellen verhindern. So kommt es unter dem Einfluss von Selen wieder zum programmierten Zelltod und damit zur Vernichtung von Tumorzellen. Außerdem können durch Gaben von Selen die Nebenwirkungen von Strahlen- und Chemotherapie deutlich gemindert werden. Vor allem qualvolle Entzündungen der Schleimhäute werden auf ein Minimum beschränkt. Auch die Bildung von Wasseransammlungen, also von Ödemen, wird von Selen verringert – parallel zu Maßnahmen wie Lymphdrainage und Kompressionstherapie. Bei Tumorpatienten, bei denen Lymphknoten entfernt werden mussten, können Ödeme ein besonderes Problem darstellen.

Zink macht wichtigen Erbfaktor wieder stark

Ähnlich wichtig wie Selen ist das Spurenelement Zink für das Abwehrsystem des Menschen. Es ist wichtig für die Abwehr von Krankheitskeimen, ebenso wie für die Wundheilung und zur Bildung des Insulins in der Bauchspeicheldrüse. Bei vielen Tumorpatienten kommt es aus bisher ungeklärtem Grund zu einer vermehrten Ausscheidung von Zink über die Nieren. Dabei ist Zink unerlässlich für die Funktion eines Erbfaktors, genannt p53, der die Aufgabe hat, defekte Körperzellen zu erkennen und in den programmierten Zelltod zu treiben. Bei vielen Tumorpatienten ist das p53-Gen nur noch schwach oder überhaupt nicht mehr wirksam. Gaben von Zink können diese Funktion jedoch wieder aktivieren. Mehrere Untersuchungen haben gezeigt, dass die Verabreichung von Zink bei Patienten mit Tumoren im Bereich des Kopfes und des Halses vor Nebenwirkungen schützte.

18

Essen, auch wenn's schwerfällt

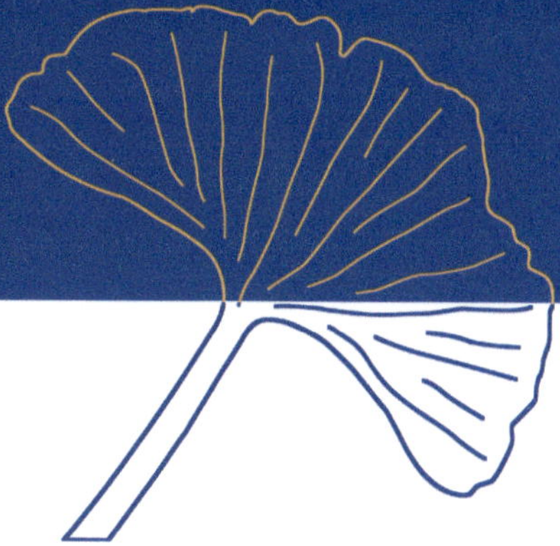

Wie Sie trotz quälender Nebenwirkungen der Chemotherapie und Bestrahlung bei Kräften bleiben. Warum es niemals eine funktionierende Krebsdiät geben kann. Und weshalb Sie essen sollten, was Sie am besten vertragen.

Essen, auch wenn's schwerfällt

Wie Sie trotz quälender Nebenwirkungen der Chemotherapie und Bestrahlung bei Kräften bleiben. Warum es niemals eine funktionierende Krebsdiät geben kann. Und weshalb Sie essen sollten, was Sie am besten vertragen.

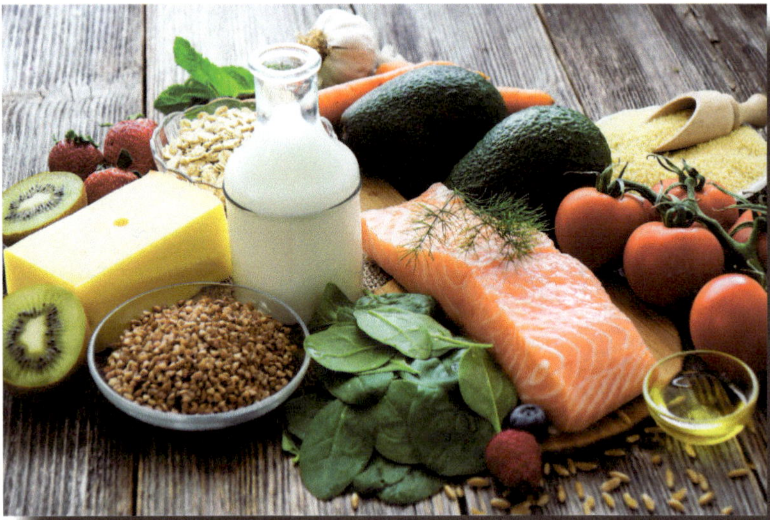

„Essen und trinken Sie, was Ihnen schmeckt!", empfiehlt Prof. Josef Beuth, der vor 25 Jahren in Köln das Institut zur wissenschaftlichen Bewertung von Naturheilverfahren begründet hat. Vor allem von Naturheilverfahren, die auch in der Krebsbehandlung Verwendung finden. Und dazu gehört natürlich auch die Ernährungsberatung. Prof. Beuth hält ebenso wenig wie ich selbst etwas von den unzähligen Krebsdiäten, die meist mit einer einseitigen Mangelversorgung der Patienten und mit einer Verschlechterung ihrer gesundheitlichen Situation einhergehen.

Ich persönlich sage meinen Patienten immer: „Essen Sie das, was Sie mögen und am besten vertragen." Denn die Krebserkrankung spielt der menschlichen Verdauung oft böse Streiche. Aber die Patienten müssen ausreichend essen, denn wer körperlich stark abbaut, verträgt Chemo- und Strahlentherapien erheblich schlechter als Patienten mit gutem Appetit. Deshalb will ich auch nur einige allgemeine Empfehlungen für die Ernährung geben. Etwa diese:

- Essen Sie besser gedünstetes Gemüse als rohe, schwer verdauliche Salate.
- Trinken Sie lieber Wasser, Kräutertee oder Grüntee als Milch, Kaffee oder kohlensäurehaltige Getränke aus dem Kühlschrank.
- Bevorzugen Sie ein gekochtes Frühstücksei statt einem in Fett gebratenen Spiegel-, Rührei oder Omelett.
- Essen Sie besser mageres Geflügelfleisch oder Wild als fettes Fleisch oder Wurst vom Schwein.
- Magerer Fisch wie Forelle blau ist verträglicher als fette Fische wie Heilbutt, Lachs oder Aal – auch wenn letztere mehr gesunde Omega-3-Fettsäuren enthalten.
- Achten Sie bei Obst auf die Verdaulichkeit – etwa Bananen, geriebene Äpfel oder Smoothies.
- Wählen Sie Milchprodukte möglichst laktosefrei aus, sie sind besser verdaulich.
- Ziehen Sie während der Chemotherapie pflanzliche Proteine aus Erbsen, Bohnen, Linsen oder Soja den tierischen Proteinen aus Fleisch, Eiern, Milch oder Käse vor.
- Achten Sie darauf, möglichst viele Omega-3-Fettsäuren aus Leinöl und Avocados und weniger Omega-6-Fettsäuren aus Distel- oder Sonnenblumenöl zu verzehren. Ein Omega-6-Überschuss führt zur Bildung von Arachidonsäure, die Entzündungen und damit das Krebswachstum im Organismus fördert.
- Achten Sie bei der Zubereitung auf leichte Verdaulichkeit: Also kochen oder pürieren Sie, damit die wichtigen Nährstoffe selbst aus kleinen Portionen Nahrung komplett vom Körper aufgenommen werden.
- Essen Sie lieber öfter wenig als einmal viel. Das erleichtert die Aufschlüsselung der Nährstoffe durch Enzyme.

Nährstoffdichte und Energiedichte							
	Nahrungsmittel (Gehalt in jeweils 100 g)						
	Tages-bedarf (lt. DGE)	Kartof-fel	Brok-koli	Möhre	Filetsteak	Forelle	Grill-hähnchen
Brennwert (in kcal)		69	23	26	121	123	174
Ballaststoff (in g)	30 g	2.28	2.97	3.63	0.0	0.0	0.0
Kohlenhydrat (in g)		14.23	1.87	4,80	0.0	0.0	0.0
Fett (in g)	max. 60 g	0.10	0.19	0.20	4.0	2.9	9.88
Eiweiß (in g)	70 g	1.96	3.16	0.98	21.2	23.84	21.38
Eisen (mg)	14 mg	0.39	1.18	2.10	2.30	0.68	0.72
Zink (mg)	15 mg	0.32	0.61	0.64	4.41	1.34	0.91
Kupfer (µg)	1500 µg	82.0	128.0	52.0	76.0	170.0	138.0
Jod (µg)	150 µg	4.0	14.0	15.0	0.1	2.0	10.08
Mangan (mg)	3,5 mg	0.11	0.25	0.21	0.02	0.04	0.02
Kalzium (mg)	1000 mg	6.0	112.0	41.0	3.0	15.0	13.0
Kalium (mg)	2000 mg	333.0	298.0	290.0	340.0	357.0	251.0
Magnesium (mg)	300 mg	18.0	23.0	18.0	22.0	26.0	20.0
Vitamin A	800 µg	1.0	137.0	1574.0	20.0	15.0	25.0
Vitamin C	100 mg	12.04	61.14	7.0	0.0	2.67	0.0
Vitamin D	5 – 10 µg	0.0	0.0	0.0	0.0	22.0	20.0
Vitamin E	12.000 µg	54.0	660.0	465.0	480.0	1854.0	1400.0
Quelle: Nährwertrechner.de							

So unterschiedlich ist das Verhältnis vom Kalorienwert zum Gehalt an wichtigen Nährstoffen bei pflanzlichen und tierischen Nahrungsmitteln. Auffallend: der hohe Kalorien- und Fettwert der tierischen Lebensmittel und die Fülle an Nährstoffen in pflanzlichen Nahrungsmitteln.

Den meisten Menschen ist der Unterschied zwischen zwei Begriffen, die nur scheinbar das Gleiche bedeuten, noch nicht klargeworden: Nährstoffdichte und Energiedichte von Nahrungsmitteln. Dabei ist der Unterschied aber himmelweit. Ein Esslöffel Distelöl beispielsweise enthält 221 Kalorien in 25 g Fett. Und eine Menge Vitamin E. Sonst fast nichts. Ein Esslöffel Walnüsse dagegen enthält nur 164 Kalorien, aber außerdem 4 g Eiweiß, 15 g Fett, 3 g Kohlenhydrate, darüber hinaus Vitamin A, Betacarotin, den Vitamin-B-Komplex (bis auf B12), Vitamin C, Vitamin E und Vitamin K, Kalzium, Kalium und Magnesium, Phosphor, Schwefel und Eisen, Fluorid, Jod, Kupfer, Mangan und Zink. Das nenne ich Nährstoffdichte.

Distelöl dagegen hat außer jeder Menge Kalorien und Vitamin E wenig zu bieten. Deshalb habe ich in der obigen Tabelle zum Vergleich einige Lebensmittel mit ausgewählten Nährstoffen aufgeführt, die den Unterschied verdeutlichen sollen.

Wenn Sie sich als Tumorpatient über Nahrungsmittel informieren, achten Sie bitte auf die Nährstoffdichte! Und lassen Sie sich keinesfalls auf Krebsdiäten ein. Sicher haben Sie schon davon gehört? Zum Beispiel von der derzeitigen Mode, die sich „Ketogene Diät“ nennt? Und mit der sich angeblich der Tumor „aushungern“ lässt? Da kann ich nur sagen: Das ist Unsinn und zugleich Patientenquälerei. Auch das Deutsche Krebsforschungszentrum in Heidelberg (DKFZ) teilt diesen Standpunkt: „Es handelt sich dabei um eine Ernährungsform mit extrem wenig Kohlenhydraten, viel Fett und Eiweiß. Welche Wirkung diese Kostform hat, ist bei weitem nicht so gut untersucht, wie die Anbieter es darlegen. […] Aussagekräftige Studien mit vielen Tumorpatienten gibt es bisher kaum.“

Ich möchte diese Aussage noch verschärfen: Es gibt gar keine entsprechenden Studien. Aber zuerst will ich kurz schildern, was diese wissenschaftlich klingende Diät eigentlich bewirken soll. Bekannt ist, dass Krebszellen scharf sind auf Zucker. Den vergären sie in der Zelle, um Energie zu gewinnen, und setzen dabei Milchsäure frei, die sie wiederum vor Angriffen durch Chemo- oder Strahlentherapie schützt.

Die Idee eines seriösen Wissenschaftlers namens Johannes Coy vom Deutschen Krebsforschungszentrum Heidelberg war es ursprünglich, dass man dem Tumor allen Zucker vorenthalten sollte, der in Süßigkeiten, in Gemüse wie Brokkoli und Feldsalat, in Obst wie Äpfeln oder Birnen, Orangen oder Datteln, in Mehlspeisen, Kartoffeln, Reis und Nudeln enthalten ist. Wenn man das fertigbrächte, würde der Tumor sozusagen ausgehungert.

Die Idee ist gut, aber sie versagt zwangsläufig in der Praxis. Denn der menschliche Körper ist so eingerichtet, dass er in Hungerzeiten gleichsam einen Schalter umlegt und seine Energie statt aus den Kohlenhydraten der Nahrung aus den Fettreserven des Körpers gewinnt. Aus den Fettdepots, die jeder Mensch besitzt – auch der magerste – werden sogenannte Ketonkörper gebildet, die dann zur Energiebereitstellung dienen.

So weit, so gut. Aber das ist nicht der einzige Rettungsvorgang, den der Organismus in Notzeiten parat hat. Denn er ist auch in der Lage, Zucker in Form von Glucose herzustellen. Verschiedene Organe und Zellen können nämlich aus Fett oder Ketonkörpern keine Energie schöpfen. Das Gehirn begnügt sich zur Not mit Ketonkörpern, ist aber ansonsten der größte Zuckerverbraucher im ganzen Organismus. Rund 75 Prozent des täglichen Glucosebedarfs des Menschen von rund 200 Gramm verschlingt sein Gehirn.

Auch die Muskulatur und vor allem die roten Blutkörperchen, genannt Erythrozyten, die den lebenswichtigen Sauerstoff transportieren, sind dringend auf Glucose angewiesen – sonst ersticken wir kläglich. Deshalb greift der hungernde Körper auf ein Verfahren zurück, das Gluconeogenese – zu Deutsch: Neuerzeugung von Zucker – genannt wird. Zu diesem Zweck werden Eiweißstoffe im Organismus abgebaut, vor allem solche aus der Muskulatur, und in einem komplizierten Verfahren in Zucker umgewandelt.

Für einen Tumor ist es ein wahrer Festschmaus, wenn Muskeln abgebaut werden, damit er sich als ungebetener Gast am Zucker erfreuen kann. Für den Patienten bedeutet das aber eine Katastrophe. Denn rund die Hälfte aller an Krebs erkrankten Patienten stirbt nach einem Bericht von Ärzten der Medizinischen Klinik Erlangen in der Fachzeitschrift „Der Onkologe“ mit Anzeichen einer Auszehrung, was bedeutet, dass sie allmählich verhungert sind.

Jeder fünfte Tumorpatient stirbt unmittelbar an dieser Auszehrung, die in der Fachsprache Tumorkachexie genannt wird. Wenn man den Patienten aber dann auch noch alle Nahrungsmittel streicht, die ihnen ansonsten Vitamine, Mineralien, Spurenelemente und heilsame sekundäre Pflanzenstoffe liefern, verschlimmert man diesen Zustand in unverantwortlicher Weise.

Es ist zwar richtig, dass eine erhöhte Zufuhr von Eiweiß in der Nahrung bei an Krebs Erkrankten den Abbau der menschlichen Muskelmasse bremsen oder sogar verhindern kann. Aber ohne die wichtigsten Vitalstoffe, die sich vor allem in pflanzlichen Nahrungsmitteln finden, ist eine Kräftigung und Vitalisierung des meist schon drastisch abgemagerten Patienten kaum denkbar. Die Deutsche Krebsgesellschaft weist darauf hin, dass sich etwa ein erhöhter Fettanteil in der Ernährung ohne gleichzeitigen Verzicht auf gesunde, komplexe Kohlenhydrate positiv auf Tumorpatienten auswirken kann, die an Tumorkachexie leiden.

Prof. T. Colin Campbell, der Verfasser der viel diskutierten „China Study“, hat in 25 Studien nachgewiesen, dass die Krebsentstehung und das Wachstum der Tumoren ganz eng zusammenhängen mit dem übermäßigen Verzehr tierischer Proteine. Danach würde also eine betont fleisch- und fetthaltige Ernährung der Krebserkrankung nur Vorschub leisten.

Auch übergewichtige Patienten sind, selbst wenn sie wohlgenährt erscheinen, von der Auszehrung bedroht. „Bei übergewichtigen und adipösen Patienten wird der Verlust an Muskelmasse als führendes Symptom der Tumorkachexie häufig nicht erkannt“, schreiben die Erlangener Mediziner. Dieser Zustand führe zu einer erhöhten Sterberate. Hinzu kommt, dass krankhaft übergewichtige Menschen im tiefsitzenden Bauchfett einen Eiweißstoff mit der Bezeichnung „Fibroblast Growth Factor-2“ (Fibroblast-Wachstumsfaktor) bilden, der die Umbildung gesunder Zellen in Tumorzellen dramatisch fördert.

Erst im August 2017 berichteten Wissenschaftler der Michigan State University in der Zeitschrift „Oncogene“ über den Nachweis dieses Vorgangs an Mäusezellen. Besonders interessant war ihr Versuch, die Mäuse mit Bauchfettzellen von Frauen zu impfen, die den belastenden Fibroblast-Wachstumsfaktor enthielten: Die Mäuse erkrankten daraufhin selbst an Krebs.

Die geschilderten Fakten sind der Grund dafür, dass sich namhafte Mediziner wie Jutta Hübner, Vorsitzende des Arbeitskreises „Prävention und integrative Medizin in der Onkologie“ innerhalb der Deutschen Krebsgesellschaft extrem von der ketogenen Krebsdiät distanzieren: „Bisher ist bei den Tests nichts Positives passiert, es hat sich kein echter Nutzen herausgestellt“, sagt Jutta Hübner. „Eine gesunde Ernährung bedeutet, dass Sie alle nötigen Nährstoffe in ausreichenden Mengen essen und Ihrem Körper so viel Energie zuführen, wie er braucht.“

Selbst Marc Sütterlin, Direktor der Frauenklinik der Universitätsmedizin Mannheim, der für 2018 eine ketogene Diätstudie mit rund 200 Tumorpatientinnen plante, war sich da eines positiven Ausgangs dieser Studie durchaus nicht sicher: „Zum jetzigen Zeitpunkt halte ich es für unethisch, einer an Krebs erkrankten Frau zu sagen, dass sie sich außerhalb einer wissenschaftlichen Studie auf eine Ernährung ohne Kohlenhydrate einstellen sollte.“

Es ist nämlich zu vermuten, dass ein kurzfristiger Rückgang des Tumors zu Beginn einer ketogenen Diät von einem heftigen Rückfall abgelöst wird. Hans Hauner, der Direktor des Zentrums für Ernährungsmedizin an der Technischen Universität München, hält jedenfalls jene Versprechen, dass sich Krebs mit der richtigen Ernährung heilen lasse, für „hochgradig unseriös“. Er begründet das auch: „Zwar führt die kohlenhydratarme Kost bei Tumor-Mäusen zunächst zu einer Wachstumsverzögerung der Zellen. Aber danach wurde teilweise ein beschleunigtes Wachstum beobachtet.“ Der Verzicht auf Kohlenhydrate könnte die Tumorzellen so unter Druck setzen, dass sie sich übermäßig vermehren.

Jeder Onkologe weiß übrigens, dass die Krebserkrankung mit der Bildung von Botenstoffen durch den Tumor einhergeht, die das Ernährungsverhalten der Patienten in massiver Weise negativ beeinflussen. Diese Stoffe führen beispielsweise zu einer chronischen Entzündung im Organismus, die einerseits die Krebserkrankung fördert, andererseits aber zu einem Schwund von Fettdepots und Muskelmasse und damit zu dem bekannten Erschöpfungssyndrom (Fatigue) führen.

Gleichzeitig verändern sich durch die von Tumorzellen ausgesandten Botenstoffe der Geruchs- und Geschmackssinn von Patienten, was oft zu einem Widerwillen gegen Essensgerüche, zu vorzeitigem Völle- und Sättigungsgefühl selbst bei kleinsten verzehrten Portionen führt. Dem Gehirn wird Sättigung gemeldet, während der Patient in Wirklichkeit gerade am Verhungern ist.

19

Bewegung hilft den Krebs besiegen

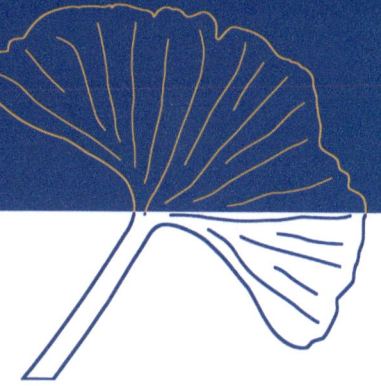

Weshalb selbst sanfter Sport eine wesentliche Hilfe bei der Krebsbehandlung sein kann. Welche Sportarten empfehlenswert sind und welche man meiden sollte. Und wie Bewegung auch das Lebensgefühl steigern kann.

Bewegung hilft den Krebs besiegen

Weshalb selbst sanfter Sport eine wesentliche Hilfe bei der Krebsbehandlung sein kann. Welche Sportarten empfehlenswert sind und welche man meiden sollte. Und wie Bewegung auch das Lebensgefühl steigern kann.

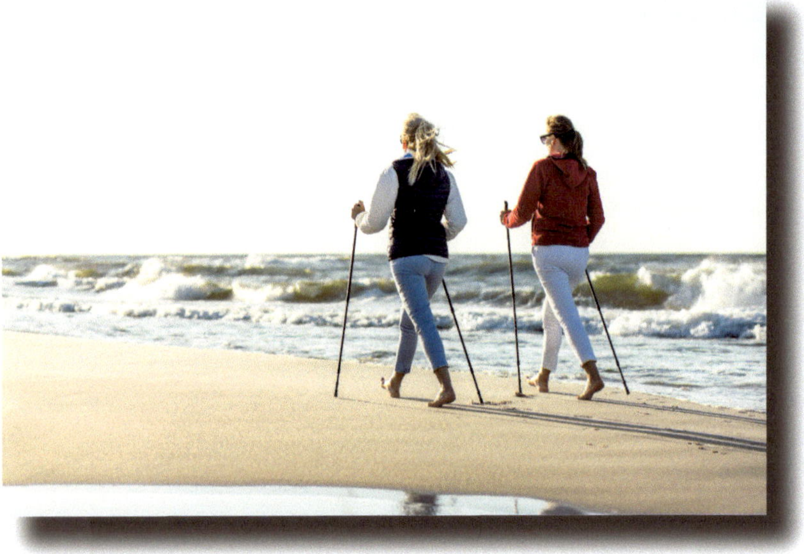

Es gibt viele Gründe, sich bei dieser schweren Krankheit regelmäßig körperliche Bewegung zu verschaffen. Vor allem auch dann, wenn Sie vor Ihrer Erkrankung überhaupt kein sportlicher Typ gewesen sind. Das ist egal. Denn Ihr Körper dankt es Ihnen auf vielerlei Weise, auch wenn Sie erst jetzt damit anfangen.

Nein, Sie sollen nicht gleich einen Marathon laufen oder einen Triathlon absolvieren. Obwohl ich die Geschichte einer Brustkrebspatientin aus den USA kenne, die nach der Operation und der Chemotherapie genau das gemacht hat. Fangen Sie lieber erst mal klein an. Übertreiben Sie nicht, überlasten Sie sich nicht, gehen Sie nie bis zur Schmerzgrenze. Als das Joggen vor fünfzig Jahren aufkam, gab es eine Empfehlung, die heute noch gilt: „Laufen, ohne zu schnaufen!“ Tun Sie also nichts, wobei Ihnen die Luft wegbleibt. Machen Sie besser etwas langsamer, dafür aber vielleicht etwas länger.

Natürlich müssen an Krebs erkrankte Menschen besonders vorsichtig sein. Sie müssen, wenn sie an sportliche Bewegung herangehen, auch besondere Rücksicht auf die Art ihrer Erkrankung und auf ihren Zustand nehmen. Beispielsweise würde ich einer Brustkrebspatientin, die eine Totaloperation mit zusätzlicher Entfernung von Lymphknoten im Achselbereich hinter sich hat, weder Tennis noch Nordic Walking oder Crosstrainer empfehlen – also nichts, was Arme und Schultern über Gebühr beansprucht. Und einem Darmkrebspatienten mit künstlichem Ausgang würde ich etwa auch nicht zu intensiver Bodengymnastik raten.

Sie sehen, es ist wichtig, sich mit Ihrem Arzt zu beraten, bevor Sie ein Sportprogramm angehen. Aber zunächst einmal ein paar Gründe, warum Sie es überhaupt tun sollten. „Bewegung und Sport sind neben der Ernährung und einem bewussten Lebensstil die Garanten Nummer eins für die Gesundheit“, schreiben die Ärzte der Meraner Klinik, in der Südtiroler Tumorpatienten auf Staatskosten mit unterstützenden Therapien versorgt werden. Bewegungstherapie gehört dort selbstverständlich auch zum Programm. „Sie stärkt die Willenskraft, die Immunabwehr und die Widerstandskraft gegen Stress, sie hilft bei Ängsten, lässt die Patienten besser schlafen und verdauen und reguliert Hunger und Durst“, erklären die Therapeuten.

Aber das ist noch nicht alles. Die Muskulatur selbst ist eine unerschöpfliche Quelle für Botenstoffe, die bei Aktivierung der Muskeln gebildet und über die Blutbahn als Botschaft an die Organe geschickt werden. Dort nehmen diese Myokine genannten Botenstoffe Einfluss auf das Wachstum der Zellen und auf die Bildung von gesunden Zellverbänden. Japanische Wissenschaftler haben herausgefunden, dass auch ein spezielles Eiweiß im Muskel gebildet wird, welches die Kommunikation der Zellen, dabei vor allem das Wachstum und die Zellteilung stark beeinflusst. SPARC wird dieses Eiweiß genannt, das durch regelmäßige Bewegung von den Muskeln vermehrt ausgeschüttet wird, und das nachweislich in einer japanischen Studie die Bildung von Darmkrebszellen und damit die Entstehung von Polypen im Darm verhindern konnte.

Inzwischen können Sie in den mehr als tausend Sportgruppen zur Krebsnachsorge in Deutschland auch soziale Kontakte pflegen und wichtige persönliche Erfahrungen austauschen. Diese Sportgruppen werden über den Deutschen Olympischen Sportbund (DOSB) und über den Deutschen Behindertensportverband organisiert. Dort gibt es auch jeweils geschulte Übungsleiter, die Ihnen mit Rat und Tat zur Seite stehen.

Mit Begeisterung habe ich zur Kenntnis genommen, dass die Sektionen „München“ und „Oberland“ des Deutschen Alpenvereins neuerdings „Bergsport mit Tumorpatienten“ anbieten. Ich habe in einem früheren Kapitel bereits die Tiroler Alpen als besondere Quelle für Kraft und Entspannung beschrieben.

Nun hat die Alpinjournalistin Petra Thaller, die 2015 selbst an Krebs erkrankte, den Bergsport als wertvolle Chance im Kampf gegen den Krebs aufgegriffen und die Initiative „Outdoor against Cancer“ ins Leben gerufen. In Zusammenarbeit mit dem Alpenverein wurden 17 engagierte Fachübungsleiter gefunden, die eine eigene Trainerfortbildung zum Thema „Krebs und Sport“ absolvieren mussten. Im August 2017 haben bereits die ersten leichten Tageswanderungen in technisch unproblematischem Gelände stattgefunden.

Es ist vor allem das Bewusstsein, selbst und aktiv an der eigenen Genesung mitzuwirken, was unsere Patienten zur sportlichen Bewegungstherapie antreibt. Dabei soll der Schwerpunkt nie auf Höchstleistung, sondern vielmehr auf der Freude an der Bewegung ruhen. Ich empfehle meinen Patienten, möglichst erst sechs Wochen nach einer Operation und nur mit Zustimmung des behandelnden Arztes ihr Bewegungsprogramm aufzunehmen. Am Anfang sollten Spaziergänge oder kleine Radtouren, ein gemütliches Schwimmprogramm oder kurze Walkingstrecken stehen.

Es ist gerade mal drei Jahrzehnte her, dass Krebs und Sport bei den Medizinern noch als Begriffe galten, die sich gegenseitig ausschlossen. Der an Krebs erkrankte Patient brauchte angeblich absolute Ruhe, um wieder auf die Beine zu kommen.

Das hat sich jedoch grundlegend geändert. In den achtziger Jahren entstanden bereits die ersten Krebssportgruppen – damals noch, um grundlegend zu klären, wie sich Sportprogramme und Krebserkrankung vereinbaren lassen. Die Ergebnisse machten Mut, denn Brustkrebspatientinnen, die daran teilnahmen, berichteten über eine deutliche Verbesserung ihrer körperlichen und seelischen Verfassung.

In der Folgezeit konnten umfangreiche Studien aus den USA und Australien nachweisen, dass körperlich aktive Tumorpatienten bessere Heilungschancen hatten als inaktive. Patienten, die mehr als dreieinhalb Stunden pro Woche zügige Spaziergänge absolvierten, hatten einen deutlichen Überlebensvorteil. Bei den besonders bewegungsfreudigen Patienten wurde sogar eine um 50 Prozent geringere Sterblichkeit festgestellt.

Bei diesen Großstudien stellte sich zur Überraschung der Wissenschaftler auch heraus, dass weder das Alter der Patienten, noch das Stadium der Erkrankung oder auch die körperliche Verfassung der Teilnehmer die positive Wirkung der Bewegungstherapie beeinträchtigten.

Entscheidend war auch nicht das sportliche Vorleben der Patienten, sondern vielmehr das Ausmaß des Trainings, das erst nach der Stellung der Diagnose, während der Therapie oder während der späteren Rehabilitation aufgenommen wurde.

Bewegung wirkt sich auch auf das Überleben aus, das zeigte eine US-Studie, in der die Sterblichkeit von Darmkrebspatienten untersucht wurde. Dabei stellte sich heraus, dass Patienten, die pro Woche nur eine Stunde oder weniger spazieren gingen, eine dreimal so hohe Sterblichkeit hatten – verglichen mit Patienten, die vier oder mehr Stunden pro Woche spazierten.

Frauen mit Brustkrebs haben bekanntlich bessere Chancen, gesund zu werden, wenn sie nicht übergewichtig sind. So kann auch bei dem Bestreben, das Gewicht zu halten, Sport sehr nützlich sein. Umgekehrt reguliert Bewegung den Appetit und den Durst und kann auf diese Weise Mangelzustände durch einseitige oder zu geringe Ernährung verhindern.

Zudem hat eine Studie mit Brustkrebspatientinnen ergeben, dass zwei bis drei Stunden strammes Walken (ohne Stöcke) pro Woche die Verträglichkeit und Wirksamkeit der Chemotherapie erhöht. Es treten weniger Nebenwirkungen auf, die zu einem Abbruch und damit zu verminderter Wirksamkeit der Chemo führen. Man vermutet, dass die Medikamente durch Bewegungstherapie besser im Organismus verteilt werden, und dass durch die erhöhte Versorgung mit Sauerstoff auch die Wirkung der Arzneimittel in der Zelle erhöht wird.

Ich selbst habe vor einigen Jahren in meiner Eigenschaft als Lehrbeauftragter für Sport und Sportwissenschaft der Universität Heidelberg eigene Fitnessprogramme für Patienten mit unterschiedlichen Krebserkrankungen ausgearbeitet. Meinen Patienten empfehle ich, nach der Tumoroperation sechs Wochen bis zur Aufnahme eines Bewegungsprogrammes zu warten. Allerdings spricht nichts dagegen, sofort nach Stellung der Krebsdiagnose mit einer Sporttherapie zu beginnen. Das ist jedenfalls eine gute Vorbereitung auf die bevorstehende Therapie. Das ist ja klar: je besser die körperliche Verfassung, desto besser auch die Verträglichkeit einer Operation, Chemo- oder Strahlentherapie. Allerdings sollte man beim Trainieren stets auf eine nur mäßige Belastung Wert legen. Besonders hilfreich ist es, wenn man sogar mehrmals täglich eine moderate Bewegung wie Spaziergang, Gymnastik oder Radfahren machen kann.

Länger dauernder, belastender Ausdauersport dagegen sollte möglichst nur zwei- oder dreimal pro Woche für jeweils 60 Minuten gemacht werden. Schließlich sind zwischen den einzelnen Belastungen Pausen für die Regeneration erforderlich, die bei Tumorpatienten im Vergleich zu gesunden Sportlern länger dauert. Ansonsten sollte die eigene Empfindung die Richtschnur für die Häufigkeit einer sportlichen Betätigung sein. Hilfreich ist dabei ein kleines Sporttagebuch, in dem die Art der Bewegung, die Dauer, die Intensität und die persönliche Einschätzung der Verträglichkeit festgehalten werden.

Zum Beispiel:

- Wie sehr hat mich die Aktivität angestrengt? (Auf einer Skala von eins bis zehn, wobei zehn für die höchste Anstrengung steht).
- Wie lange hat die Empfindung der Anstrengung angehalten? (Etwa eine Stunde, drei Stunden, sechs Stunden oder bis zum nächsten Tag.)
- Wie habe ich den Sport insgesamt empfunden? (Leicht, mittelschwer, zu schwer.)
- Fühle ich mich nach dem Training besonders abgeschlagen und müde? (Nein, ja. Falls ja, kann das auf eine Überlastung hindeuten, die eine Belastungspause von zwei oder drei Tagen erfordert.)

Beispiel Trainingstagebuch

Datum	23.09	25.09	27.09	30.09
Sportart	Walking	Laufband Geräte Entspannung	Fahrrad Kräftigungs-übungen	Yoga
Dauer	30 min.	45 min.	45 min.	60 min.
Befinden vorher	müde	positive Vorfreude	lustlos	angespannt, nervös
Befinden nachher	positiv, über mich selbst überrascht	entspannt, ausgeglichen	zufrieden	gelassen, voller Energie
Bemerkung	gleichmäßiges Tempo	bin motiviert	Übungen bis Schmerzgrenze durchgeführt	gutes Körper-gefühl, tiefe Entspannung

Meinen Patienten habe ich empfohlen, nach diesem Beispiel ein Trainingstagebuch zu führen. Es ist auch sinnvoll, um damit beim nächsten Besuch des Therapeuten bestimmte Probleme oder Fortschritte zu dokumentieren.

Vor der Aufnahme eines Sportprogrammes sollten bestimmte Laborergebnisse wie etwa das Hämoglobin, die Zahl der Leukozyten und der Thrombozyten kontrolliert werden. Außerdem ist auf die derzeitige Einnahme von Medikamenten, auf bestimmte körperliche Einschränkungen und auf die Zielsetzung des Patienten Rücksicht zu nehmen. Hilfreich ist auch die Ermittlung der idealen Trainingsherzfrequenz mit zusätzlicher Laktatbestimmung, weil man dadurch ermitteln kann, bei welcher Belastung noch der Atmungssauerstoff für das Training ausreicht, um eine Übersäuerung durch anaerobe Sauerstoffgewinnung zu vermeiden.

Üblicherweise wird die maximale Herzfrequenz errechnet, indem man von der Zahl 220 das Lebensalter abzieht. Ein fünfzigjähriger Mann käme so auf 170 Pulsschläge pro Minute. Für ein Training werden aber nur 65 bis 75 Prozent der maximalen Herzfrequenz angesetzt – je nach körperlicher Verfassung des Patienten. Bei 65 Prozent wären das 110 Pulsschläge pro Minute, bei 75 Prozent 127 Pulsschläge. Die Herzfrequenz ist jedoch keine starre Größe, sondern sie sollte stets dem subjektiven Empfinden der Patienten angepasst werden.

Beim Aufbau der Trainingseinheit, die zwei- oder dreimal pro Woche eingeplant werden sollte, rate ich zu einer halben Stunde Ausdauertraining, gefolgt von 20 Minuten leichtem Krafttraining – entweder an Trainingsgeräten im Fitnessstudio oder mit Hilfe von Kleinhanteln und Therabändern. Schließlich sollten 10 Minuten Dehnübungen die Trainingseinheit abrunden.

In der Praxis hat es sich als besonders wertvoll erwiesen, das Ausdauertraining in mehrere zeitliche Abschnitte einzuteilen. Zum Beispiel fünfmal drei Minuten auf dem Laufband, dem Fahrradergometer oder dem Crosstrainer. Dazwischen jeweils eine bis zwei Minuten Erholung mit verringerter Geschwindigkeit und Belastung. Fortgeschrittene können ebenso gut dreimal acht Minuten oder zweimal fünfzehn Minuten trainieren. Falls Sie die angestrebten Pulswerte nicht erreichen, sollten Sie nicht die Geschwindigkeit des Trainings erhöhen, sondern die Belastung, die Sie am Laufband oder Crosstrainer einstellen können.

Beim Krafttraining sollten Sie immer eine hohe Zahl von Wiederholungen bei niedrigen Gewichten anstreben. Ein solches Training baut zwar nicht so sehr die Muskelmasse auf, führt dafür aber zu einem besseren Zusammenspiel von Muskulatur und zentralem Nervensystem und damit zu geringerer Sturzgefahr und zu erhöhter Sicherheit beim Training.

Das Sportprogramm sollten Sie grundsätzlich aussetzen, wenn Fieber auftritt oder akute Erkrankungen vorliegen. Auch von der Norm abweichende Blutwerte, Kreislaufbeschwerden, starke Schmerzen, Übelkeit oder Erbrechen sollten ein Grund sein, die geplante Trainingseinheit diesmal wegzulassen.

Brustkrebspatientinnen sollten erst sechs Wochen nach der Operation ein sportliches Training (wieder) aufnehmen. Am besten eignen sich Gehen, Walken, Wandern – alles ohne Überanstrengung. Patientinnen sollten grundsätzlich beim Sport Kompressionsstrümpfe tragen und alle Sportarten meiden, die mit erhöhtem Armeinsatz einhergehen – etwa Nordic Walking oder Crosstrainer. Auf Krafttraining sollten Sie ebenfalls verzichten, da dieses zu starke Dehnungen im Bereich von Armen und Schultern erfordert. Das Training dient dazu, Lymphödeme zu vermeiden oder zumindest nicht zu verstärken. Außerdem werden Muskelverkürzungen im Schulter-Arm-Bereich und andere Bewegungseinschränkungen vermieden, die allgemeinen Kräfte gestärkt, die Fitness verbessert, die Müdigkeit bekämpft und das Selbstwertgefühl erhöht.

Männer mit Prostatakarzinom meiden möglichst Sportarten, die mit dem Sitzen auf hartem Sattel einhergehen – etwa Fahrradergometer. So wird der Operationsbereich geschont. Besser sind Bewegungsformen wie Walking, Wandern oder Schwimmen. Beim Ausdauertraining darf die Herzfrequenz in den Hintergrund rücken. Vermeiden sollten Sie jedenfalls ein Training, bei der es zu Pressatmung kommt, wie das bei Kraftmaschinen häufig der Fall ist. Die Pressatmung kann die Inkontinenzproblematik verstärken, die normalerweise neun bis zwölf Monate anhält. Durch den Sport wird jedoch die Inkontinenz verbessert, es kommt zur erwünschten Stärkung der Beckenbodenmuskulatur. Die allgemeine Fitness steigt und die Müdigkeit schwindet.

Lungenkrebspatienten müssen jegliche Überlastung vermeiden. Deshalb ist für Sie ein Intervalltraining mit kurzen Strecken unter Berücksichtigung ihres weniger funktionstüchtigen Lungengewebes besonders wichtig. Die Zwerchfellatmung, bei der Sie durch die Nase einatmen und durch den Mund ausatmen, kann die nötige Entspannung während des Trainings unterstützen. Beim Sport ist für diese Patientengruppe die Stärkung der Rumpf-, Bauch- und Rückenmuskulatur besonders wichtig, damit Sie eine erhöhte Leistungsfähigkeit und die erwünschte Verbesserung der Körperhaltung erreichen, die ein freieres Atmen möglich macht.

Bei Magen- und Darmkrebs sowie nach anderweitigen Bauchoperationen sollten Sie aktives Bauchmuskeltraining vorläufig vermeiden. Erst sechs Monate nach der OP kann ein vorsichtiger Einstieg gewagt werden. Auch für diese Patienten gilt: Vermeiden Sie Pressatmung ebenso wie schweres Heben, ruckartige Bewegungen beim Training oder intensive Körperbelastungen! Auch beim Stärken der Rumpf- und Rückenmuskulatur ist besondere Vorsicht geboten. Patienten mit künstlichem Darmausgang sollten jedenfalls Bauchlagen beim Training vermeiden. Sehr förderlich ist moderates Ausdauertraining.

Bei Blutkrebs oder Lymphom ist sportliche Zurückhaltung geboten, wenn die besonders aggressiven Therapien zu starken Nebenwirkungen führen. Ein genaues Blutbild ist jedenfalls vor Erstellung eines Sportprogrammes erforderlich. Hier ist Rücksichtnahme auf die jeweils individuelle Situation der Patienten besonders ratsam. Viele Betroffene erhalten Medikamente, die das Immunsystem unterdrücken – deshalb besteht dann die Gefahr von Infektionskrankheiten. Umgekehrt trägt jedoch die Bewegung zur Stärkung des Immunsystems, zur Verbesserung der Körperhaltung und der allgemeinen Fitness bei.

Patienten mit Hirntumoren sollten bedenken, dass nach einer Operation, Chemo- oder Strahlentherapie eventuell Einschränkungen der Motorik oder des Gleichgewichtssinnes vorliegen. Sie sollten sich deshalb auf leichtes Ausdauertraining, auf die Schulung des Gleichgewichtes und die Koordination, also auf die Normalisierung der Bewegungsabläufe des Körpers, konzentrieren. Vermeiden sollten Sie Pressatmung, weil sie zum Anstieg des Blutdrucks und damit auch zum Druckanstieg innerhalb des Schädels führen kann. Ziel ist hier natürlich auch die Verbesserung der Körperhaltung, der Fitness und die Verringerung der Müdigkeit.

Bei Knochenkrebs oder Knochenmetastasen, bei denen stets die Gefahr von Knochenbrüchen gegeben ist, sollten Sie alle Sportarten vermeiden, die mit ruckartigen oder reißenden Bewegungen, mit Sprüngen oder Stößen verbunden sein können. Sanftes Ausdauertraining ohne Stockeinsatz (also kein Nordic Walking!) ist grundsätzlich empfehlenswert. Kraftübungen sollten Sie jedoch vermeiden. Vor Aufnahme eines Sportprogrammes ist jedenfalls abzuklären, ob Metastasen in tragenden Teilen des Skeletts vorliegen, etwa in Wirbelsäule, Becken oder Oberschenkelknochen.

20

Begleitung, wenn das Ende naht

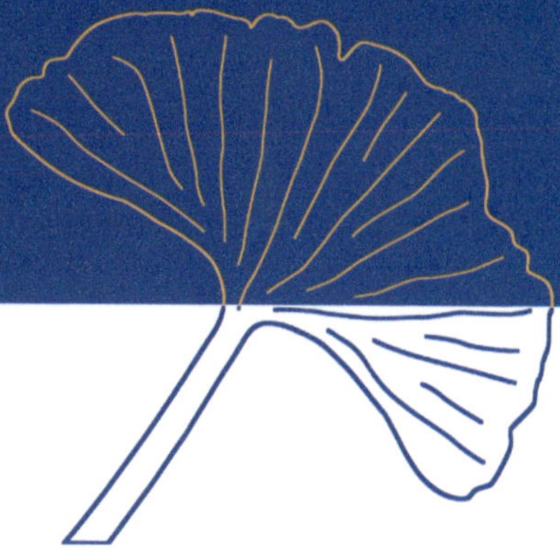

Warum Patienten ihre letzten Tage oder Wochen in angenehmer Umgebung und liebevoller Gesellschaft verbringen sollten. Und was auch den Angehörigen helfen kann, den Abschied besser zu ertragen.

Begleitung, wenn das Ende naht

Warum Patienten ihre letzten Tage oder Wochen in angenehmer Umgebung und liebevoller Gesellschaft verbringen sollten. Und was auch den Angehörigen helfen kann, den Abschied besser zu ertragen.

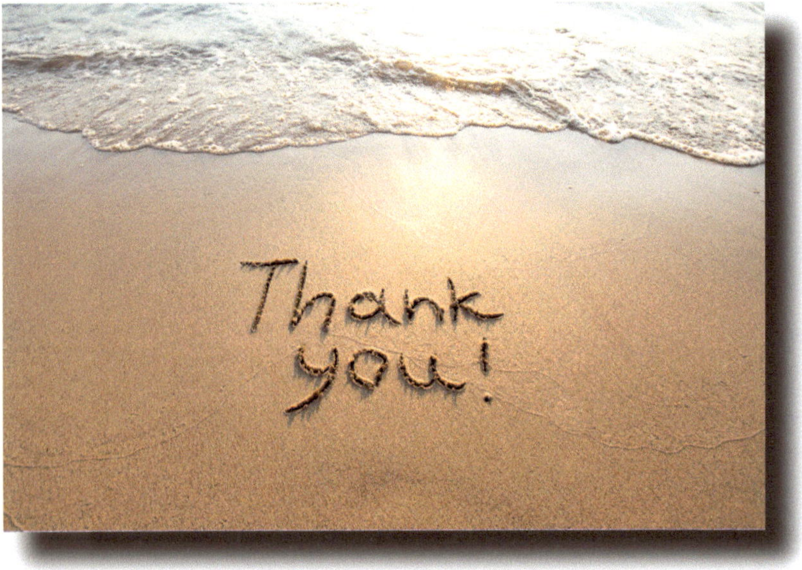

Ich fühle mich immer zuerst als Therapeut und nicht als Sterbebegleiter. Das hat mein Beruf so an sich. Aber dennoch stehe ich immer wieder der Situation gegenüber, dass ich Patienten nicht mehr medizinisch helfen, sondern ihnen in erster Linie zu Schmerzfreiheit und zu seelischem Trost verhelfen kann. Und ich muss gestehen: Das sind Tage, Stunden oder Momente, die ich wirklich sehr zu schätzen weiß.

Denn immer wieder erfahre ich in solchen Begegnungen, dass es den Patienten am Ende ihrer Lebensreise überhaupt nicht auf materielle Dinge ankommt, nicht auf Autos, Immobilien oder Schmuck, die sie vielleicht in ihrem Leben angesammelt haben. Es sind vielmehr geistige und seelische Dinge, die in ihrem Leben gezählt haben, und die sie sich nun noch einmal vor Augen führen: Erinnerungen an besondere Momente, an liebe Menschen, an interessante Begegnungen. Das, was ihr Herz berührt hat, genau das sehen, spüren und fühlen sie noch einmal, wenn ihre Seele geht.

Auch für diese verständnisvolle, von Herzen kommende Begleitung von Patienten hat die Medizin einen kühl klingenden lateinischen Begriff: Palliativmedizin. Er stammt aus dem vierzehnten Jahrhundert und bedeutet so viel wie „mit einem schützenden Mantel umhüllen". So kaltherzig ist der Begriff also gar nicht. Im Vordergrund einer solchen Palliativbegleitung steht natürlich die Behandlung der Schmerzen oder anderer Krankheitsbeschwerden. Aber vor allem auch das Gespräch über psychologische, seelische oder soziale Themen.

In meiner Praxis habe ich es allerdings meist mit Patienten zu tun, die unter der einfühlsamen Behandlung meiner Mitarbeiter bereits ihren Frieden mit dem Ableben geschlossen haben und deshalb nicht mehr total verzweifelt sind. Natürlich sind das immer schwere Zeiten für Menschen, die nicht so genau wissen, was danach kommt.

Übrigens ist Palliativmedizin keine „Sterbemedizin", auch wenn sie vielfach so verstanden wird. Da ihre Zielsetzung darauf gerichtet ist, die Lebensqualität der Patienten zu verbessern, setzt sie natürlich bereits bei der Diagnosestellung der Krebserkrankung ein und ebenfalls bei größeren Behandlungsschritten wie Operationen oder Chemotherapien. Es liegt jedoch auf der Hand, dass man in den letzten Wochen, wenn keine medizinische Verbesserung des Krankheitszustandes mehr zu erwarten ist, ganz besonderen Wert auf den seelisch „schützenden Mantel" der Palliativmedizin legen sollte.

Der rein medizinische Teil einer palliativen Krebsbehandlung stellt dabei kein so großes Problem dar. Denn wir können auf eine Vielzahl von Hilfsmitteln zurückgreifen, wenn es um die Bekämpfung von Schmerzen geht. Das sind beispielsweise Opiate oder auch peripher wirkende Mittel, die direkt in der Region des Schmerzes angewendet oder auch mit anderen Wirkstoffen kombiniert werden können. Schätzungsweise

90 Prozent aller starken Schmerzen können wir mit solchen verschreibungspflichtigen Arzneimitteln behandeln. Es kommt immer auf die ganz persönliche Situation des Patienten an, in welcher Dauer und Dosis solche Mittel angewendet werden.

Wenn sich Tumorpatienten noch in der Klinik befinden, wenn das Ende naht, ist es immer mein vorrangiges Ziel, ihnen die Rückkehr in ihr Zuhause und damit in eine sehr persönliche, vertraute Umgebung zu ermöglichen. Kann dies nicht geschehen, sollte man zumindest in der Klinik eine wohnliche Atmosphäre schaffen. Wichtig ist dabei, dass auch Angehörige hier übernachten können.

Überhaupt sind die Angehörigen die Personen, die besonderer Aufmerksamkeit bedürfen. Wie schon der amerikanische Dichter Henry Wadsworth Longfellow (1807-1882) schrieb: „Diejenigen, die gehen, fühlen nicht den Schmerz des Abschieds. Der Zurückbleibende leidet." Deshalb ist es auch unsere Aufgabe als Therapeuten, das größtmögliche Verständnis für die Angehörigen aufzubringen und sie zu beraten.

Es ist jedenfalls eine höchst wichtige Aufgabe, die dem Therapeuten in der Endphase einer solchen Krankheit gestellt ist. Und ich muss ehrlich eingestehen, dass mich solche Momente sehr bewegen und dass ich es sehr zu schätzen weiß, diese erleben zu dürfen. Ich habe mich auch schon als den reichsten Menschen auf Erden bezeichnet, denn die Gespräche in den letzten Tagen, Stunden oder Minuten eines Menschen sind unendlich kostbar. Bei diesen Anlässen habe ich erfahren dürfen, dass tatsächlich nur Liebe, ein reines Herz und die bewusste Entscheidung, zufrieden und glücklich mit der jetzigen Situation zu sein, das größte Gut ist, das ein Mensch haben kann.

Umgekehrt ist Dankbarkeit das schönste Geschenk, das von den Patienten an einen Therapeuten wie mich zurückkommt. Man baut über Wochen, Monate und manchmal auch Jahre die Beziehung auf zu einem Erkrankten und seinen Angehörigen. Gemeinsam steht man auch die Krankheit durch. Vielen Menschen schenke ich auf diese Weise ein lebenswertes und längeres Leben – viele von ihnen werden sogar wieder ganz gesund. Es rührt einen manchmal wirklich zu Tränen, was von Patienten oder ihren Familien da oft zurückkommt: In unserer Praxis steht eine große Kiste mit all den Dankesschreiben von Patienten oder Familienangehörigen. Das verbindet natürlich sehr.

Für mich ist diese Kiste auch eine ganz persönliche Bestätigung dafür, dass wir auf dem richtigen Weg sind. Ich habe mir vorgenommen, in meiner Lebenszeit etwas Sinnvolles zu tun. Ich möchte die Welt ein wenig verbessern, bevor ich sie verlasse. Dass dies zumindest in kleinen Schritten gelingt, wird uns jeden Tag aufs Neue bestätigt. Für diejenigen, denen wir nicht mehr helfen konnten, haben wir allerdings nur einen Trost: Man muss die Zeit, die man auf Erden hat, einfach genießen. Denn man kann nichts mitnehmen in den Tod.

Das lerne ich in den Momenten mit sterbenden Patienten immer wieder. Und dafür bin ich unendlich dankbar.

21

Auf den Punkt gebracht

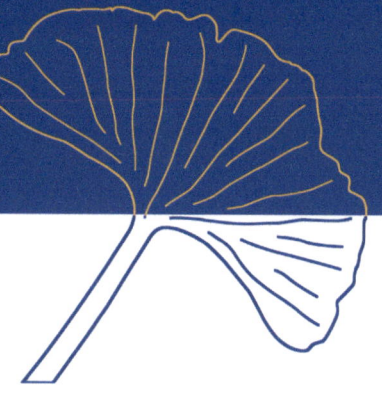

In der Komplementäronkologie geht es nicht nur darum, die Überlebenszeit von Patienten zu verlängern – sondern auch darum, ihr Leben lebenswerter zu machen. So gesehen, ist unsere ganzheitliche Betreuung von Tumorpatienten kein Luxus, sondern eine Notwendigkeit.

Auf den Punkt gebracht

In der Komplementäronkologie geht es nicht nur darum, die Überlebenszeit von Patienten zu verlängern – sondern auch darum, ihr Leben lebenswerter zu machen. So gesehen, ist unsere ganzheitliche Betreuung von Tumorpatienten kein Luxus, sondern eine Notwendigkeit.

Im Kampf gegen den Krebs kann nur eine sinnvolle Kombination aus Schul- und Komplementärmedizin gewinnen. Das hat meine 25jährige Erfahrung in der Behandlung der unterschiedlichsten Tumoren in Zusammenarbeit mit nationalen und internationalen Onkologen ganz deutlich gezeigt. Ich denke, dass ich das auch in meinem Buch hinreichend klar gemacht habe.

Leider ist Krebs in unserer Gesellschaft noch immer ein Tabuthema – auch wenn diese Erkrankung mittlerweile zu unserem Alltag gehört. Bei Herz-Kreislauf-Erkrankungen wie Herzinfarkt oder Schlaganfall ist das etwas anders. An diesen Erkrankungen sterben laut Statistik bei uns in Deutschland immer noch mehr Menschen als an Krebs. Doch die Diagnose Krebs wird als schockierender empfunden. Sie wird sofort mit Begriffen wie Hoffnungslosigkeit und Unheilbarkeit in Verbindung gebracht.

Begreiflich, dass eine solche Diagnose für viele Patienten zunächst einen Schock darstellt. Der Weg, der sich an die Diagnose anschließt, ist nicht nur eine schwere körperliche, sondern erst recht eine psychische Belastung. Die Patienten sind fassungslos und voller Angst. Dabei reagieren Frauen meist emotionaler als Männer. Aber wie stark diese Ängste werden, hat immer viel damit zu tun, in welchem sozialen Umfeld sich die einzelnen Menschen bewegen und wie sie auf Krisensituationen im Leben reagieren.

Deshalb geht es in unserer komplementären Therapie von Tumorpatienten vor allem auch darum, ihnen seelischen Halt zu geben. Natürlich zielt die Komplementäronkologie darauf ab, die Überlebenszeit zu verlängern – was auch nachweislich gelingt. Aber das ist nicht unser einziges Ziel. Wir tun alles dafür, das Leben im Sinne des Patienten trotz Krankheit lebenswerter zu machen. Deshalb verfolgen wir eine ganzheitliche Therapie in der Behandlung von Tumorpatienten. Zur Optimierung der Therapieergebnisse stimmen wir unsere Behandlungen eng mit onkologischen Fachkliniken und Fachärzten ab und schlagen dabei eine Brücke zwischen Schulmedizin und Naturheilverfahren. Wir begleiten die in der Schulmedizin etablierten Therapieverfahren mit komplementären Krebstherapien. Immundiagnostik, Lokale Hyperthermie, Fiebertherapie und Tumorimpfung bilden wesentliche Bausteine dieser Behandlung nach Bausemer.

Die Erkrankung ist das eine Feld, auf dem wir tätig sind. Das andere ist die seelische Situation, in die sich Patienten mit einer Tumordiagnose und ihre Angehörigen versetzt fühlen. Wir tun alles gegen dieses Gefühl, allein gelassen zu sein. Gegen die Unsicherheit, wie der weitere Verlauf ihrer Krankheit aussehen wird, gegen die Angst vor weiterführenden Therapieschritten. Wir nehmen den Patienten die Angst, wir zeigen ihnen und ihren Angehörigen die besten Lösungswege und unterstützen sie bei den anstehenden Entscheidungen.

Ich sehe das als besonders wichtig an in einer Zeit, in der Zeitnot beim Personal, Unpersönlichkeit und Standardisierung im Gesundheitswesen immer breiteren Raum einnehmen. Da ist es unser Anliegen, dem Wunsch nach ganz persönlicher Betreuung und Service bei einer so lebensbedrohlichen Erkrankung nachzukommen.

In diesem Sinne habe ich auch mein Buch konzipiert. Denn es soll dem Patienten und seinen Angehörigen die nötigen Informationen und Strategien aufzeigen, damit er seinen eigenen Weg bei der Bewältigung der Krankheit finden kann. So ist das Buch Ratgeber und Orientierungshilfe geworden, die zum einen wissenschaftlich fundiert ist, andererseits aber auch allen Betroffenen Mut macht, ihren eigenen individuellen Weg zu gehen. Das Buch informiert, räumt zugleich auch mit Vorurteilen gegen die sanfte Medizin auf.

So beschreibe ich viele Beispiele, in denen sich Patienten wiederfinden können und durch die sie ermutigt werden, ihre Erkrankung mit einer positiven Grundeinstellung anzugehen und sie schließlich zu bewältigen.

Dabei mache ich immer wieder klar, dass es in der Onkologie keinen sogenannten „Königsweg" gibt. Sondern dass es vielmehr auf das sinnvolle Miteinander der zwei medizinischen Richtungen ankommt: der Schulmedizin und der wissenschaftlich basierten Naturheilverfahren. Oberstes Gebot ist dabei, dass im Zentrum unserer Behandlungskonzepte die Achtung der menschlichen Werte und der Erhalt der Lebensqualität stehen.

Und deshalb ist eine ganzheitliche Betreuung von Patienten auch kein Luxus, sondern eine gebotene Notwendigkeit im Kampf gegen den Krebs.

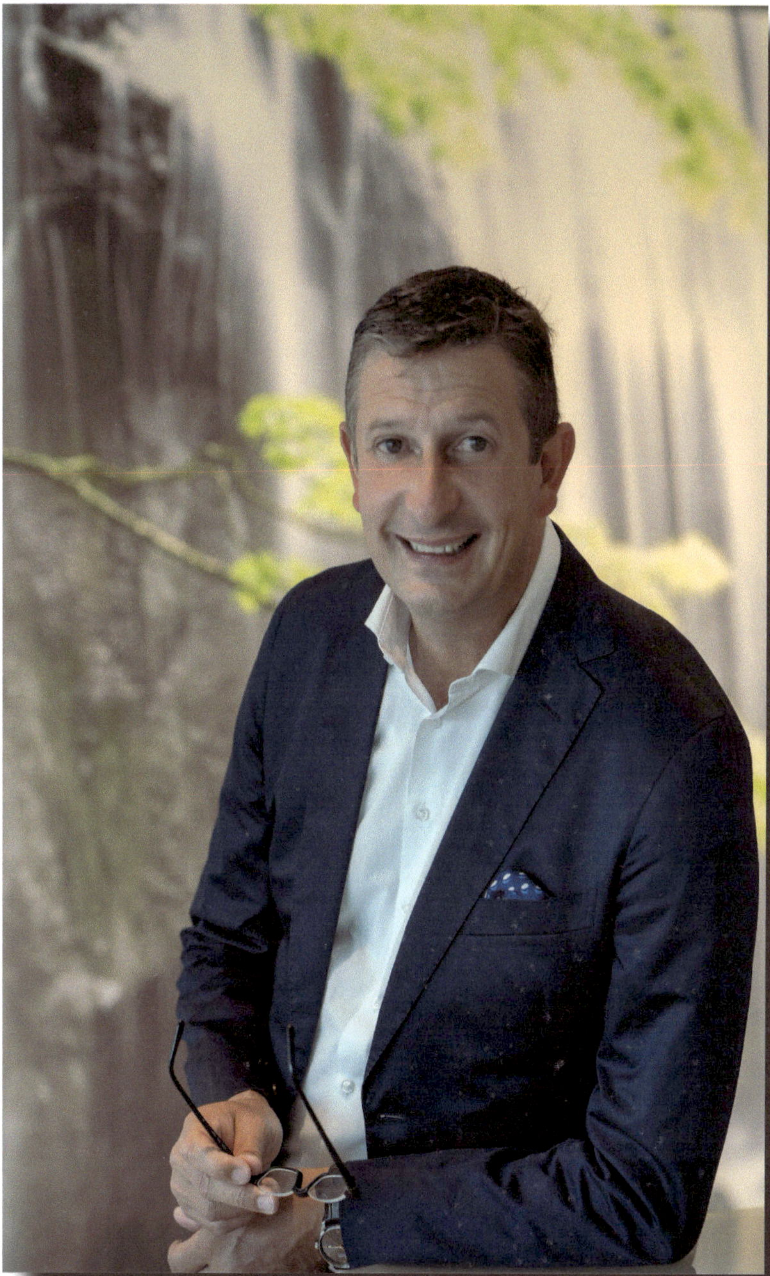

Literatur

Arvay, Clemens G.: *Der Biophilia-Effekt: Heilung aus dem Wald.* Ullstein Verlag, Berlin 2016

Außerer, Oskar; Thuile, Christian: *Naturheilkunde in der Krebsbehandlung. Mehr Lebensqualität bei Strahlen- und Chemotherapie.* Kneippverlag, Wien 2015

Baumeister-Jesch, Liutgard: *Einblick in die Welt der Mikronährstoffe – Vitamine, Spurenelemente, Mineral- und Pflanzenwirkstoffe.* Fit fürs Leben Verlag, Weil der Stadt 2011

Béliveau, Richard; Gingras, Denius: *Krebszellen mögen keine Himbeeren. Nahrungsmittel gegen Krebs. Das Immunsystem stärken und gezielt vorbeugen.* Kösel-Verlag, München 2007

Beuth, Josef: *Gut durch die Krebstherapie: Wie Sie Nebenwirkungen und Beschwerden lindern.* Goldmann Verlag, München 2017

Campbell, T. Colin; Campbell, Thomas M.: *China Study – Die wissenschaftliche Begründung für eine vegane Ernährungsweise.* Hörbuch, Argon Verlag, Berlin 2013

Caspar, Cornelia: *Die Simonton-Methode – Selbstheilungskräfte stärken – den Krebs überwinden.* Rororo, Reinbek 2015

Deutschländer, Kirsten; Tacke, Jörg: *Quanten-Medizin. Wie Sie als Patient maßgeblich zur Heilung beitragen können.* Scorpio-Verlag, München 2012

Ehlert, Ulrike; Känel, Roland von (Hrsg.): *Psychoendokrinologie und Psychoimmunologie.* Springer Verlag, Berlin-Heidelberg 2011

György, Irmey: *110 wirksame Behandlungsmöglichkeiten bei Krebs. Schulmedizin und sinnvolle Alternativen nutzen.* Trias-Verlag, Stuttgart 2011

Halle, Martin; Berling-Ernst, Anika: *Lauf dem Krebs davon. Die Kraft des Sports zur Genesung nutzen.* Gräfe und Unzer Verlag, München 2016

Hesse, Hermann: *Das Glasperlenspiel.* 2. Aufl., Suhrkamp Verlag, Frankfurt/M. 2002

Hübner, Jutta: *Diagnose Krebs – was mir jetzt hilft. Komplementäre Therapien sinnvoll nutzen.* Schattauer Verlag, Stuttgart 2008

Hübner, Jutta: *Komplementäre Onkologie. Supportive Maßnahmen und evidenzbasierte Empfehlungen.* Schattauer Verlag, Stuttgart 2008

Kinslow, Frank: *Quanten-Heilung. Wirkt sofort – und jeder kann es lernen.* VAK-Verlag, Kirchzarten 2016

Kneipp, Sebastian: *So sollt ihr leben.* Ehrenwirth Verlag, München 1983

Langendörfer Simone: *Für ein Leben in Fülle. So werden Sie Ihr eigener Glücksmanager.* Edition Forsbach, Fehmarn 2013

Lauterbach, Karl: *Die Krebs-Industrie. Wie eine Krankheit Deutschland erobert.* Rowohlt Verlag, Berlin 2015

Maio, Giovanni: *Mittelpunkt Mensch: Ethik in der Medizin.* Schattauer Verlag, Stuttgart 2012

Oldhaver, Mathias; Spiller, Wolfgang: *Probiotika in der naturheilkundlichen Therapie. Einsatzbereiche, Diagnosen, Therapien.* Eubiotika Verlag, Wiesbaden 2015

Siddharta, Mukherjee: *Der König aller Krankheiten. Krebs – eine Biografie.* Dumont Verlag, Köln 2012

Simonton, O. Carl; Simonton, Stephanie Matthews; Creighton, James: *Wieder gesund werden: Eine Anleitung zur Aktivierung der Selbstheilungskräfte für Krebspatienten und ihre Angehörigen – Übungen zur Entspannung und Visualisierung nach der Simonton-Methode (mit CD).* 15. Aufl., Rowohlt Taschenbuch Verlag, Reinbek 2001

Verbraucherzentrale NRW Düsseldorf: *Wundermittel gegen Krebs? Nahrungsergänzungsmittel auf dem Prüfstand.* Düsseldorf 2012

Wittig, Frank: *Die weiße Mafia. Wie Ärzte und die Pharmaindustrie unsere Gesundheit aufs Spiel setzen.* 2. Aufl., Riva Verlag, München 2015

Zeitschriften und Links

Arbeitsgemeinschaft der Wissenschaftlichen Medizinischen Fachgesellschaften: *Komplementärmedizin in der Behandlung von onkologischen PatientInnen*, 08/2017

Arbeitsgemeinschaft Prävention und Integrative Onkologie (PRiO) in der Deutschen Krebsgesellschaft: *Stellungnahme zur ketogenen und kohlenhydratarmen Diät.* 9/2014 https://www.krebsgesellschaft.de/deutsche-krebsgesellschaft/klinische-expertise/wissenschaftliche-stellungnahmen.html

Baltin, Hartmut: *Grundlagen der Krebsentstehung und therapeutische Konsequenzen – ein Brandbrief.* In: Die Naturheilkunde 5/2014

Bartens, Werner: *Krebsmedikamente – Milliardensummen für wenig Wirkung.* Kommentar von Kathrin Zinkant. In: Süddeutsche Zeitung vom 12. 9. 2017

Bartsch, Hans Helge: *Rehabilitative Maßnahmen als fester Bestandteil in der Versorgung onkologischer Patienten.* Vortrag beim Euroforum Onkologie am 25. April 2012

Beer, André-Michael: *Möglichkeiten und Grenzen in der Phytotherapie bei der Behandlung onkologischer Patienten.* Vortrag beim 5. Kongress für komplementäre Krebstherapie, Hanns Seidel-Stiftung, München 25./26. April 2015

Beuth, Josef: *Komplementäre Behandlungsmethoden bei Krebserkrankungen.* In: Info-Reihe der Krebsgesellschaft Nordrhein-Westfalen 12/2014

Blech, Jörg: *Giftkur ohne Nutzen.* In: Der Spiegel 41/2004

Deutsches Krebsforschungszentrum Heidelberg: *Ernährung bei Krebs.* https://www.krebsinformationsdienst.de/behandlung/ernaehrung-therapie-index.php

Deutsches Krebsforschungszentrum: *Spontanheilung bei Krebs.* https://www.krebsinformationsdienst.de/grundlagen/spontanheilung.php

Deutsches Krebsforschungszentrum: *Ungünstige Krebs-Prognose bei niedrigem Vitamin-D-Spiegel.* https://www.dkfz.de/de/presse/pressemitteilungen/2014/dkfz-pm-14-33-Unguenstige-Krebs-Prognose-bei-niedrigem-Vitamin-D-Spiegel.php

Dobos, Gustav: *Mind-Body-Medizin bei Krebs. Wissenschaftliche Evidenz, Chancen und Grenzen der Wirksamkeit.* In: Fokus 5/17

Eichmüller-Fazekas, Rolf J.: Weihrauch: *Ein neues altes Phytotherapeutikum. Materialkunde – Geschichte – Pharmakologie – Therapie.* https://www.naturheilkunde-online.de/content/0/131/

Fietkau, Rainer: *Einfluss der Ernährung bei Strahlen- und Radiochemotherapie.* In: Der Onkologe 4/2016

Gander, Marie-Louise; Kohls, Niko; Walach, Harald: *Achtsamkeit und Krebs – eine Übersicht.* In: Deutsche Zeitschrift für Onkologie 2008

Gansauge, Frank: *Future meets Oncology – Immuntherapie mit dendritischen Zellen.* Info-Broschüre

Harmon, Katherine: *Patient im Selbstversuch.* In: Spektrum der Wissenschaft 09/2012

Harvard Health Publishing: *Lifestyle Therapy for Prostate Cancer: Does it work?* Juli 2007. https://www.health.harvard.edu/mens-health/lifestyle-therapy-for-prostate-cancer-does-it-work

Herr, Ingrid; Büchler, Markus: *Glucosinolate der Kreuzblütlerfamilie in Prävention und Therapie maligner Tumore.* In: Dt. Zeitschrift Onkologie, 3/2009, 109-114

Hübner Jutta: *Diagnose KREBS … was mir jetzt hilft.* Mit Geleitworten von Prof. Werner Hohenberger, Deutsche Krebsgesellschaft, Dr. Rolf-Ulrich Schlenker, BARMER GEK. Schattauer Verlag, Stuttgart 2011

Hübner, Jutta; Hartmann, Michael; Wedding, Ullrich; Gießler, Wolfgang; Schuler, Ulrich; Hochhaus, Andreas: *Methadon in der Onkologie: Strohhalmfunktion ohne Evidenz.* In: Deutsches Ärzteblatt 2017; 114(33-34): A-1530 / B-1298 / C-1269

Hübner, Jutta; Micke, Oliver; Eschbach, Corinna; Walter, Stefanie: *Komplementäre Onkologie – Ein überflüssiges Konzept?* In: Der Onkologe 3/2017

Kaulen, Hildegard: *Der traurigste Nobelpreis aller Zeiten.* In: Frankfurter Allgemeine Zeitung vom 3.10.2011

Kiemer, Alexandra K.; Hoppstädter, Jessica: *Curry-Inhaltsstoff Kurkumin wirkt wie Kortison entzündungshemmend.* https://campus.uni-saarland.de/forschung/curryinhaltsstoff-kurkumin-wirkt-wie-kortison-entzuendungshemmend

Kirsch, Doris: *Was ist Achtsamkeit? Deutsches Fachzentrum für Achtsamkeit.*https://dfme-achtsamkeit.de/was-ist-achtsamkeit-wirkung/

Lange, Rainer: *Krebstherapie: Das Geschäft mit der Evidenz.* In: Die Naturheilkunde 4/2015

Lehmkuhl, Maik: *Editorial.* In: Die Naturheilkunde 5/2017

Mertin, Ansgar: *Die Scharlatanerie mit Krebsdiäten.* In: Spiegel Online, 20.3.2015

Oberender, Peter; Hartmann, Michael; Höffken, Klaus: *Permanentes Ausgabenfieber führt zu finanzieller Atemnot.* In: Der Onkologe 06/2015

Oda, Hiroshi: *Das Erleben von Spontanremissionen bei Krebserkrankungen: Eine narrativ orientierte Studie über salutogenetische Ressourcen und Prozesse.* Archiv Uni Heidelberg 2011

Odenwald, Michael: *Warum der Schlüssel zur Krebs-Heilung in den Stammzellen liegt.* Focus online, 8.10.2014

Paul, Anna; Voiß, Petra: *Integrative Onkologie – eine Chance für die Krebsmedizin.* In: Die Naturheilkunde 5/2014

Peters, Hinrich J.: *Erforschung Dendritischer Zellen des Menschen: Der Göttinger Alleingang. „Peters Forschungskrimi" vom 9.9.2015.* http://www.dendritischezellen.com/wp-content/uploads/2016/03/Peters-Alleingang-Forschungskrimi-2014-01-12-2015-09-09.pdf

Puttich, Andreas: *Zur Studie über Vitamin B17.* http://www.dr-puttich.de/forschung.htm

Rajiv Gandhi Center for Biotechnology: http://rgcb.res.in/profile.php

Riley, Vernon: *Cancer research puts mice in a spin.* In: New Scientist 8.4.1982

Rüffer, Andreas et al.: *Darmmikrobiota – Bedeutung und Diagnostik.* In: Die Naturheilkunde 5/2017

Schuler, Ulrich; Wörmann, Bernhard: *Methadon bei Krebspatienten: Zweifel an Wirksamkeit und Sicherheit.* In: Hämatologie und Onkologie 2/2017

Simmet, Thomas: *Alternative eigentherapeutische Behandlung mit indischem Weihrauch-Harz Boswellia serrata.* http://www.schraepler.info/erste-studien.html

Spitz, Jörg: *Vitamin D3 und Krebs – Update 2015.* Vortrag beim 5. Kongress für komplementäre Krebstherapie, Hanns Seidel-Stiftung, München 25./26. April 2015

Stolz, Christian: *Bergsport mit Krebspatienten – ein neues Projekt der Sektionen München & Oberland.* In: Alpinwelt 3/2017

Suhali, Mahmout: *Phytochemical Analysis and Anti-cancer-Investigation of Boswellia serrata Bioactive Constituents in Vitro.* Asian Pac J Cancer Prev 2015;16(16): 7179-88

Szlezak, Nicole: *Das Wechselspiel von Psyche und Immunsystem.* In: Die Welt 6.6.1998, https://www.welt.de/print-welt/article620152/Das-Wechselspiel-von-Psyche-und-Immunsystem.html

Wagner-Jauregg, Julius: *Malariatherapie.* https:/de.wikipedia.org/wiki/Julius_Wagner-Jauregg

Wasylewski, Andreas-Hans: *Die palliative Chemotherapie – pro und contra.* In: Aktuelle Gesundheitsnachrichten 19/2015

Wehner, Holger: *Komplementäre Onkologie, kritisch diskutiert.* In: Die Naturheilkunde 5/2014

Wikipedia: *Aaron Antonovsky*, https://de.wikipedia.org/wiki/Aaron_Antonovsky

Wikipedia: *Salutogenese*, https://de.wikipedia.org/wiki/Salutogenese

Wolf, Peter: *Mit künstlichem Fieber gegen Krebs.* https://www.naturheilmagazin.de/natuerlich-heilen/krankheiten-a-bis-z/krebs/kuenstliches-fieber-gegen-krebs.html

Zentrum der Gesundheit: *Ingwer gegen Brustkrebs.* https://www.zentrum-der-gesundheit.de/massnahmen-brustkrebs-ingwer-ia.html

Bildnachweise

Coverbilder: © TypeArt Jochen Vetter Hockenheim – Jochen Vetter
Autorenbild: © Photodesign Sobieray Pforzheim – Frank Sobieray
S. 20, 30, 122, 148, 151, 160, 172, 213, 229 © TomBa! Media Biebelried–Tom Bausemer
S. 14, 27, 52, 76, 84, 114, 130, 236 © Photodesign Sobieray Pforzheim – Frank Sobieray
S. 35, 155, 156, 170 © TypeArt Jochen Vetter Hockenheim – Jochen Vetter
S. 60 © Sebastian Duda, Adobe Stock
S. 68 © jd-photodesign, Adobe Stock
S. 94 © by fotoliaxrender, Adobe Stock
S. 136 © Dr. Beate Forsbach, Fehmarn
S. 140 © Dr. Beate Forsbach, Fehmarn
S. 145 © by maygutyak, Adobe Stock
S. 178 © Madeleine Steinbach, Adobe Stock, und TomBa! Media
S. 185 © pinkomelet, Adobe Stock, und TomBa! Media,
S. 198 © Daniel Vincek, Adobe Stock
S. 208 © Jacek Chabraszewski, Adobe Stock
S. 220 © anyaberkut, Adobe Stock

Sollte es in einem Einzelfall nicht gelungen sein, den Rechteinhaber ausfindig zu machen, so werden berechtigte Ansprüche selbstverständlich abgegolten. Bitte wenden Sie sich in diesem Falle an den Verlag.

Zum Autor

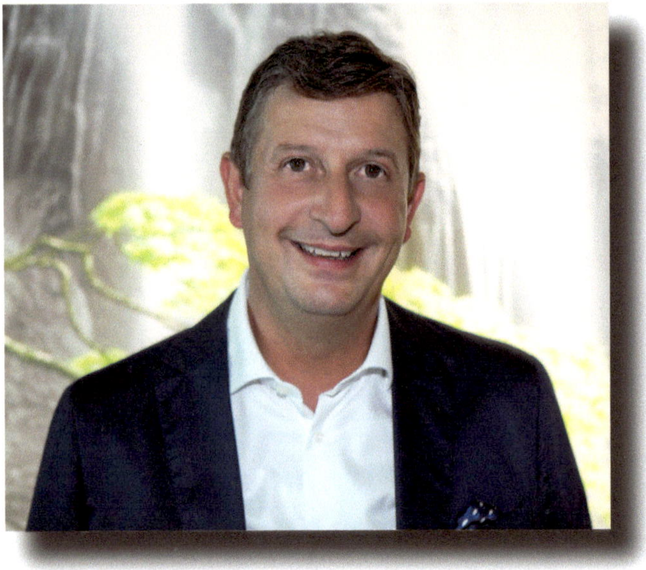

Dr. phil. Olaf Bausemer ist 1966 in Unna/Westfalen geboren. Er studierte Sportwissenschaft und Philosophie in Bochum und München. Nach seiner Heilpraktikerausbildung gründete er 1993 seine Praxis in Mannheim und promovierte 1995 in Philosophie.

25 Jahre später gehört Dr. Bausemer zur Spitze der Therapeuten für Komplementäre Onkologie, referiert national und international zu Themen der Onkologie und Immunologie.

2013 hat Dr. Bausemer seine Therapien als Marke BAUSEMER schützen lassen. Die von ihm unter dieser Marke durchgeführten Therapien entsprechen höchsten Qualitätsstandards. Alle angewandten Verfahren, eingesetzten Geräte und Medikamente basieren auf seiner langjährigen Erfahrung und Fachkompetenz, die er sich seit 1993 in der Behandlung von Tumorpatienten erworben hat.

Von 1998 bis 2013 hatte Dr. phil. Olaf Bausemer einen Lehrauftrag am Institut für Sport und Sportwissenschaft der Universität Heidelberg.

Im Jahr 2000 wurde Dr. Bausemer von dem damaligen Leiter der Sektion spezielle Onkologie, Herrn Prof. Dr. Wolfgang Queißer, in den Onkologischen Arbeitskreis des Universitätsklinikums Mannheim aufgenommen. 2009–2017 war Dr. Bausemer offizieller Kooperationspartner für Komplementäre Onkologie des Interdisziplinären Tumorzentrums Mannheim der Universitätsmedizin Mannheim.

BAUSEMER®

Kontakt:
Schwerpunktpraxis für Komplementäre Onkologie
Dr. phil. Olaf Bausemer
P7, 24 Kurfürstenpassage
68161 Mannheim

Telefon: +49 621 13482

E-Mail: info@biologische-krebstherapie.com

Homepage: www.biologische-krebstherapie.com

Edition Forsbach

Der Verlag für Bücher mit Herz

Der Verlag ist nach der Verlegerin Dr. Beate Forsbach benannt, die ihrer Edition Forsbach als Autorin und Programmchefin das Gesicht gibt. Sie hat den Verlag im Jahr 2011 gegründet, nachdem sie zahlreiche Bücher, Buchbeiträge und Fachartikel in verschiedenen Verlagen publiziert hatte.

Unter dem Motto *Bücher mit Herz* veröffentlicht die Edition Forsbach Literatur über Lebenskunst, Coaching, Musik, Gesundheit, Schreiben & Veröffentlichen.

Unsere Bücher wollen den Lesern Mut machen, ihr eigenes Leben positiv zu gestalten. Wir möchten damit vor allem die Zielgruppe Ü50 erreichen, Menschen, die nach Berufsfindungs-, Familien- und Kindererziehungsphase häufig nach einem Sinn für ihr Leben suchen, der bis ins hohe Alter richtungsweisend sein kann.

Der Verlag hat eine Besonderheit – nicht nur, weil er auf der Ostseeinsel Fehmarn angesiedelt ist und neben Büchern auch Workshops für Autoren anbietet: Hier betreut die Verlegerin noch alle Buchprojekte individuell und persönlich. Manchmal kann es sogar richtig schnell gehen vom Abschluss des Vertrages bis zum Erscheinungstermin des Buches. Neben Autorenlesungen werden neuerdings auch Marketingmaßnahmen wie eine Lesereise durchgeführt.

Dr. Beate Forsbach bietet auf der Insel Fehmarn „Bücher schreiben mit Herz“-Seminare für Autoren an. Im exklusiven 1:1 Autoren-Mentoring auf Fehmarn oder per Telefon/Internet bietet sie Beratung und Unterstützung von der Idee bis zur Publikation eines Buches, auch in wissenschaftlichen Buchprojekten.

Edition Forsbach • Neujellingsdorf 4c • D-23769 Fehmarn

+49 4371 1783 • info@edition-forsbach.de

www.edition-forsbach.de

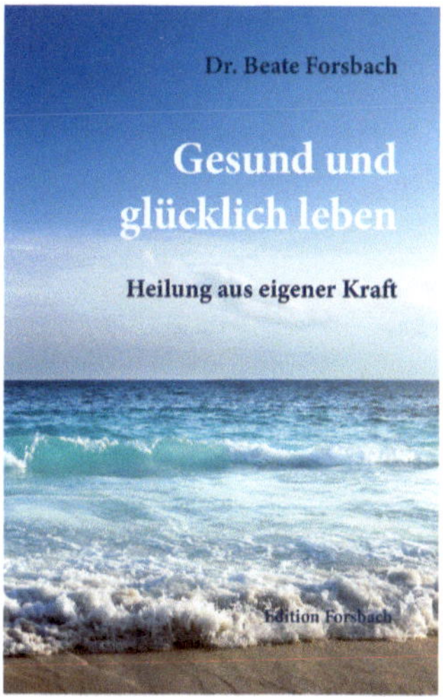

Dr. Beate Forsbach:

Gesund und glücklich leben
Heilung aus eigener Kraft

12,5 x 19 cm, ca. 168 Seiten
ISBN 978-3-95904-006-8

Edition Forsbach 2018

Gesund und glücklich leben

Positives Denken, traditionelle Heilweisen, Bewegung und Ernährung erscheinen heute für unsere Gesundheit und ein langes Leben immer wichtiger.

Dr. Beate Forsbach lebt auf der Ostseeinsel Fehmarn, inmitten der Natur. Dort erfährt sie die heilsame Wirkung von positiven Gedanken, guter Ernährung und ausgewogener Bewegung.

Bei Spaziergängen am Meer mit ihrer Hündin Senta gewinnt sie innere Kraft und Lebensmut. Aufenthalte in den Bergen geben ihr zusätzliche Energie. Sie möchte gesund und glücklich 100 werden.

Ihr Fazit: Lebensfreude und Optimismus verhelfen uns zu einem Wohlbefinden, das durch eine positive Umgebung, ein gutes Klima und wundervolle Landschaften begünstigt wird.

In diesem Buch zeigt Dr. Beate Forsbach Wege zu einer gesunden Lebensweise auf und vermittelt einfache Tipps zur Heilung aus eigener Kraft.

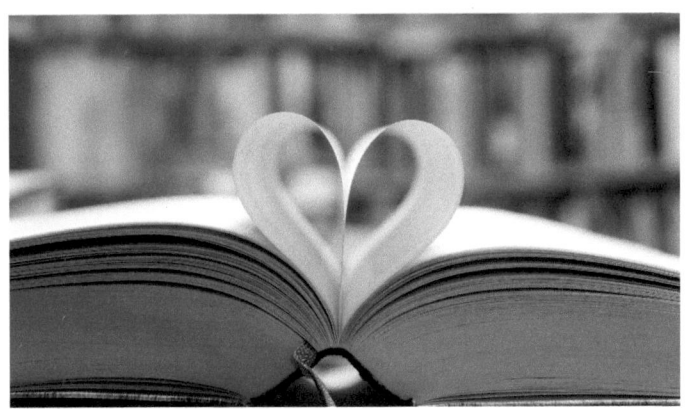